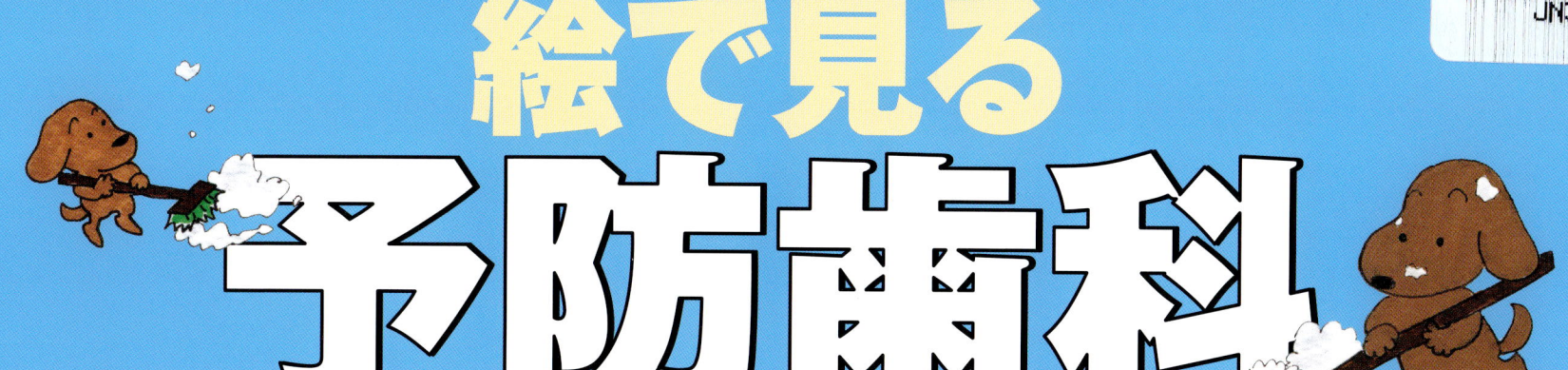

絵で見る予防歯科

これは便利!! 患者さん説明用オーラルチャート

日本歯科大学生命歯学部歯周病学講座 教授
沼部幸博 著

茨城県・杉田歯科医院 院長
三浦雅美 イラスト

クインテッセンス出版株式会社　2008

Tokyo, Berlin, Chicago, London, Paris, Barcelona, Istanbul, Milano, São Paulo, Moscow, Prague, Warsaw, New Delhi, Beijing, and Bukarest

まえがき

　「苦労して,治療を受けるより,まず予防」。病気の予防の大切さは一度でも病気になった時に,痛切に感じられるものです。高熱や腹痛で伏せっている時,「何の病気だろう」,「原因は何だろう」,「あの時もっと気をつけていれば良かった」などと良く考えるものです。そしてこれから治療を受けることにさまざまな不安を感じます。口の中にも,歯周病やむし歯をはじめとしてさまざまな病気が生じ,私達に苦しみを与えます。そうなってしまってから歯医者さんの門をくぐる方も多いと思います。

　しかし,病気のほとんどは予防ができるのです。口の中で生じる病気の予防の第1歩は,細菌の巣であるプラークを作らないように,清掃を徹底することですが,食習慣や習癖などの生活習慣の改善,からだに抵抗力をつけることも大切です。幸いなことに私達の身近には,それらをサポートする多くの器具や,材料があります。よって,口の中の病気を予防するため,日々の生活で何に気をつけたら良いのか,そして口の中をきれいにするために使われるサポーターたちをどのように使いこなすかを,良く知る必要があります。

　本書はそれらを理解する手助けとなるように,できる限り平易な解説を試み,文中では,専門用語をなるべくやさしい言葉に置き換えて表現するようにしました。使われているさまざまな絵や文章は,現在発刊されている雑誌「nico」の前身,「歯医者さんの待合室」に連載されたものに加筆したものです。

　日本歯科大学東京短期大学歯科衛生学科の野村正子准教授には,器具の選定にお知恵を拝借しました。

　また,イラスト担当の三浦雅美先生は,さまざまな無理難題を快く聞きいれてくれ,写真のそばに,とても可愛いイラストを散りばめてくれました。

　本書によって,治療のためではなく,予防のために歯科医院を訪れる方々が増えるのであれば,筆者としてこれほどの喜びはありません。

　本書の刊行は,野村,三浦両先生をはじめとして,クインテッセンス出版株式会社の中島 郁氏の全身全霊を込めた努力で実現されたものです。記して感謝の意を表します。

平成20年10月

沼部幸博

CONTENTS

| まえがき | 3 |

| はじめに | 5 |
予防歯科とは？　6

プラークを取る道具 編 …… 9
- 歯ブラシ　その1　10
- 歯ブラシ　その2　12
- 歯間ブラシ　14
- デンタルフロス　16
- インタースペース・ブラシ　18
- エンドタフト　20
- 電動歯ブラシ　22
- 音波歯ブラシ　24
- 超音波歯ブラシ　26
- 舌清掃器具　28

予防に効くグッズ 編 …… 31
- 歯みがき剤　32
- 洗口液　34
- フッ化物　36
- キシリトール　38
- プロバイオティクス　40

予防に効くプロのワザ 編 …… 43
- PMTC　44
- シーラント　46
- 予防矯正　48
- 定期的なメインテナンス・サポーティブ治療　50
- 栄養・食事指導と管理　52

予防のための生活習慣 編 …… 55
- 禁煙の大切さ　56
- ストレスの解消　58

索引　60

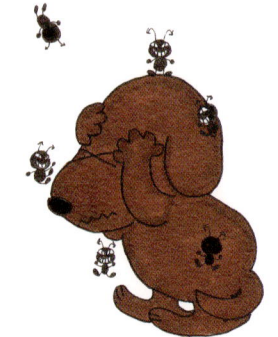
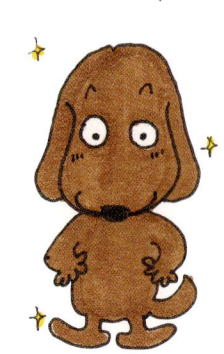

はじめに

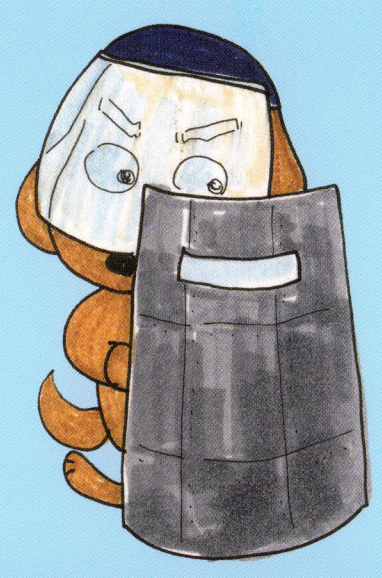

予防歯科とは？

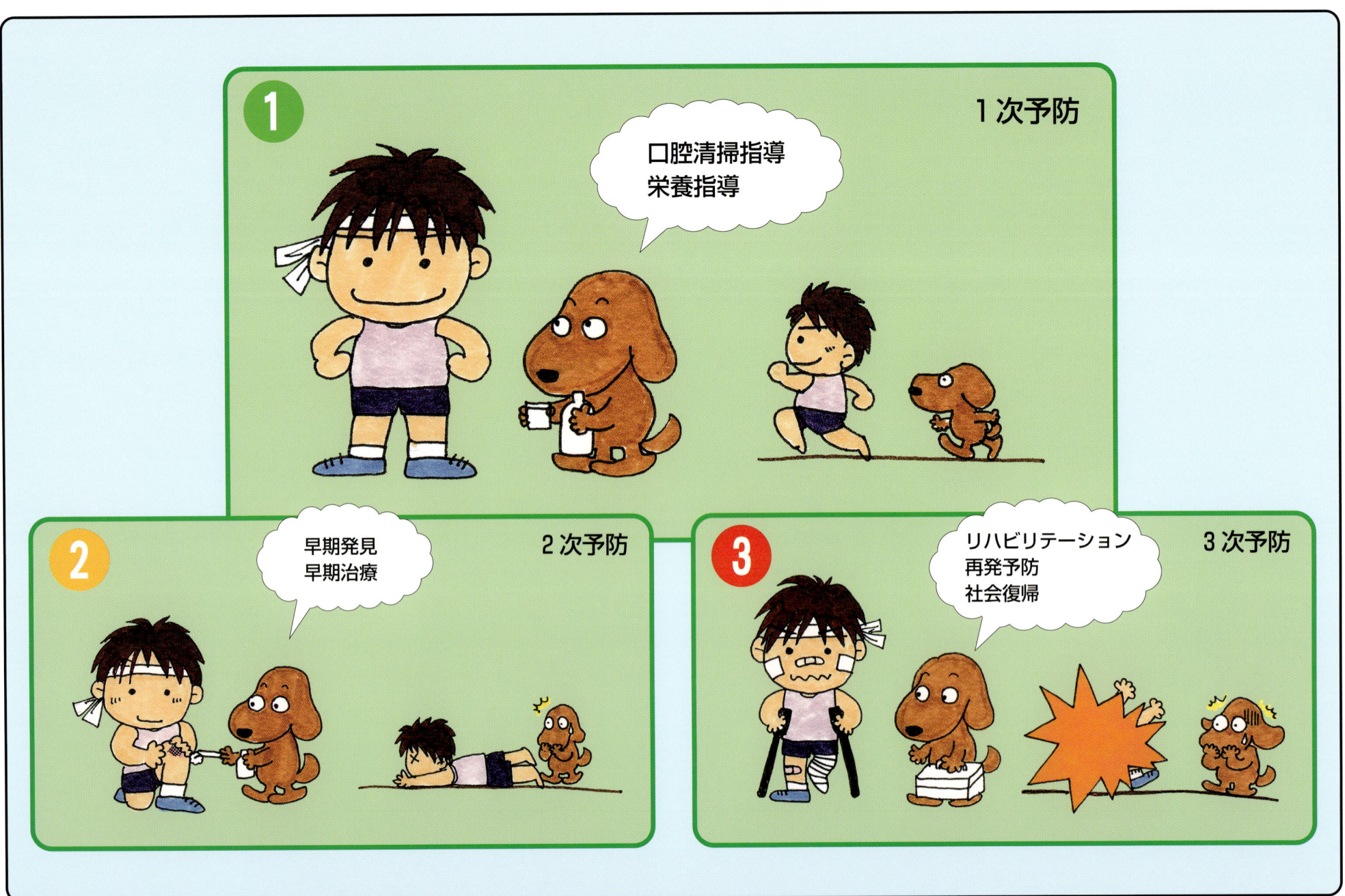

予防歯科とは？

　予防という言葉を，近頃よく耳にすると思います。でも，いったい予防とはなんなのでしょうか。予防することでどんな効果があるのでしょう。そこで，「予防歯学，予防歯科とはなにか？」についてのお話からはじめたいと思います。

●予防の考え方
　"予防"と聞くと"病気にかかることを防ぐこと"と考えるのが一般的です。風邪が流行っているときのうがいやマスク着用は，この典型といえます。しかし，実際の予防医学は，もっと広い考え方をします。
　すなわち，予防には発病の防止だけでなく，寿命の延長やからだやこころの健康を高めること，そして機能回復と長期間の維持などが含まれ，これを段階的に表す1次予防から3次予防までの考え方があります。

●1次予防
　病気の発生予防で，私たちが通常，"予防"とよぶ考え方です。まず健康増進としての保健教育，食事や栄養指導，口腔清掃指導（ブラッシング指導）があります。
　つぎに特異的予防として，私たち専門家による定期的な口腔清掃指導や，歯周病の原因になりそうな口の中の問題点を取り除くことがあります。
　みなさんがマラソンランナーだとすると，私たち歯科医療スタッフは，1次予防という的確なアドバイスを与えながら，トラブルなく完走できるように見守るコーチです。

●2次予防
　残念ながらかかってしまった病気を早めに発見し，早めに治療などの対策を施すことで，病気が進行し，重症化するのを防ぎます。それには早期診断・早期治療が大切で，定期的な口腔診査によるむし歯や歯周病の早期発見と治療，そして歯周病などに関連しそうな口の中の他の病気の治療などが含まれます。
　また，機能障害の防止として，歯周病の治療である歯ぐきの下に入り込んだ歯石の除去や歯周病を治すための手術，残すことができない歯を抜くことなども含まれます。
　予防のなかに治療が入っていることを意外に思う方もいらっしゃるかもしれませんが，転んだランナーを早めに手当てしてきちんと走れるようにしてあげることは，より大きな事故を引き起こす事態を防止する対策でもあるのです。

●3次予防
　病気の治療の過程で保健指導を行ったり，病気にかかってしまって機能が失われてしまったところをリハビリテーションして回復させ，後遺症の発現を抑え，また再発予防や社会復帰を目指すことです。
　歯科では，見栄えや噛む能力，発音などを回復させるために入れ歯を入れたり，歯科治療後のメインテナンス管理をきちんと行うことをいいます。大事故に遭ってしまったランナーを手当てし，再び歩けるようにすることも，深く傷ついたからだやこころの健康を高める予防なのです。

　このように，歯科医院のスタッフは，日々予防歯科医学に取り組み，みなさんのQOL（クオリティ・オブ・ライフ）に貢献するため，努力を続けているのです。ですから，みなさんが定期的に歯科医院でチェックを受けることは，「予防」という見地からみてきわめて大事なことなのです。

プラークを取る道具編

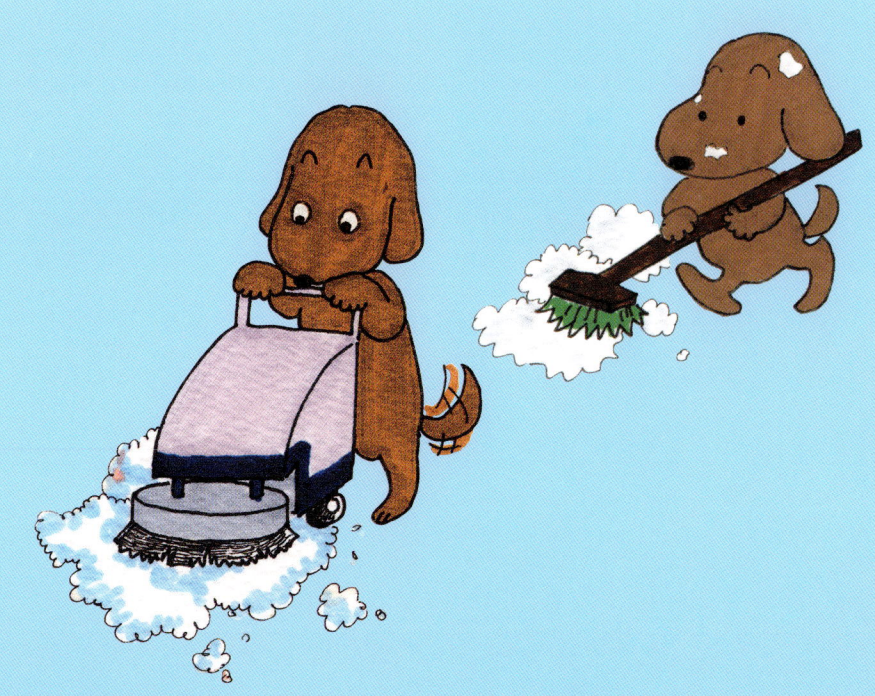

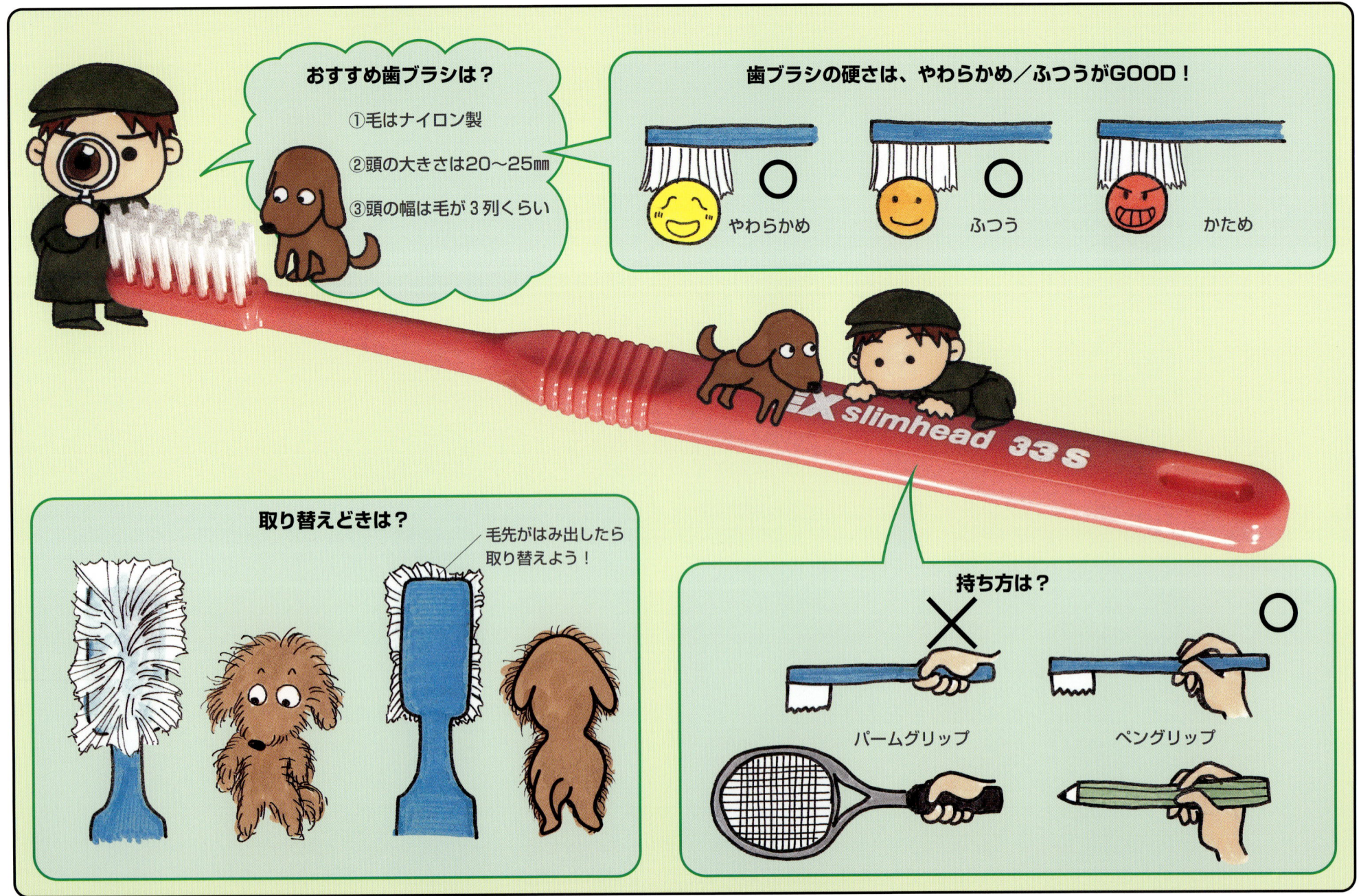

歯ブラシ その1

　むし歯（う蝕）や歯周病の原因であるプラーク（歯垢）を取り除く一番の方法は歯みがきで，その際，もっとも頼りになるのは歯ブラシです。5年前の調査によると，日本人の99％近くの人が歯みがきを毎日欠かさないそうです。

　そこで，歯ブラシの選び方と持ち方，そして交換時期についてお話ししましょう。

●歯ブラシの選び方

　薬局やスーパーマーケットには，さまざまな種類の歯ブラシが並んでいます。自分にあったものを選ぶのは難しそうですね。

　歯ブラシには大きく分けると手用歯ブラシと，電動歯ブラシとがありますが，今回は手用歯ブラシについて説明します。

　大人の方が使う場合には，大きさは，大人用と書かれているものであれば良いでしょう。私は，歯ならびの悪い方には，それより少し小ぶりのものをおすすめしています。毛のかたさは，歯ぐきが健康な人なら『ふつう』，腫れたり炎症のある人なら『やわらかめ』を選びます。

　毛の材質は動物の毛よりもナイロン製のほうが一般的で，3列ぐらい毛が植えてあるものが多いようです。毛の先の形はいろいろありますが，細くとがったタイプは，歯と歯ぐきの間に入りやすいのをねらったものです。柄の太さや形もいろいろありますが，しっかりと持ちやすいものであればどれでも結構です。

●歯ブラシの持ち方

　持ち方は，パームグリップより，鉛筆の持ち方であるペングリップのほうが歯ブラシの頭の小回りがきき，当てる力も調節しやすく，毛先に加える力や動きを自由に制御することができます。

●歯ブラシの交換時期

　歯ブラシの交換時期の目安は一つ。歯ブラシをうしろから見て，毛先がフレーム（枠）からはみ出していたら，毛が開いてしまっている証拠。その時が替える時です。

　使った後には，毛の部分をよく洗い，頭を上にして自然乾燥させ，常に清潔に保つように心がけましょう。

　そして本当に自分にあった歯ブラシであるかどうかに自信のない方は，かかりつけの歯医者さんや歯科衛生士さんに選んでもらうことをおすすめします。

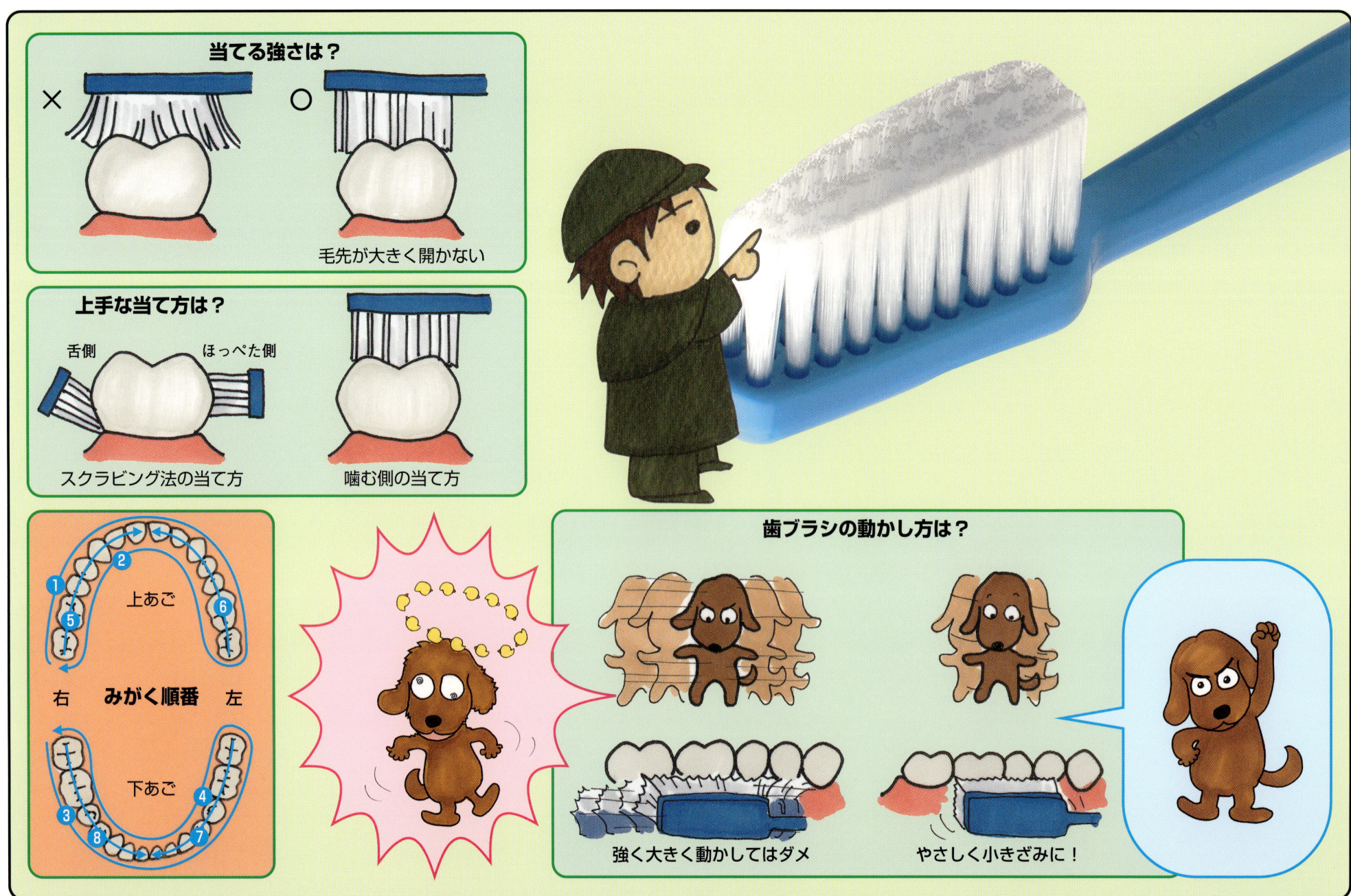

歯ブラシ その2

10〜11ページでは歯ブラシの選び方と持ち方,そして交換時期についてお話ししました。ここでは歯ブラシの当て方,動かし方について説明しましょう。

●歯ブラシの毛先の特徴

歯ブラシの毛先は細くしなやかで,弾力性があります。これを上手に利用しましょう。むし歯(う蝕)や歯周病の原因は,歯の表面に付着したり,噛む側にある溝や,歯と歯ぐきの間に入り込んだプラーク(歯垢)です。これを毛先を使ってかき取ってしまうのです。

●当て方

歯ブラシの当て方は,毛が開いてしまうような強さではなく,歯ブラシの毛先が,ややしなる程度にします。

ここでは,歯周病予防に効果的な毛先を使ったスクラビング法を紹介します。この方法は,歯のほっぺた側では歯と歯ぐきの境目に毛先が入るように当て,舌のある裏側では,毛先が歯の表面に直角に当たるようにします。

●動かし方

歯ブラシの毛先を歯に当てたら,小きざみにやさしく左右に揺するようにします。あまり強く大きく動かしすぎてはいけません。動かしすぎるとかえって汚れを取る効率も悪くなりますし,歯ぐきを傷つけたり,長い間には歯の表面が削れる原因になります。

汚れ具合にもよりますが,1本の歯に当てたら,その場所で左右に10回から20回ぐらい,歯ブラシの頭を揺するように動かします。

●みがく順番

大切なのは,全部の歯をまんべんなくみがくことです。上あごの歯のみがき方を例にあげると,右上の奥歯のほっぺた側からみがきはじめたら,そのままほっぺた側を前歯を通り左の奥歯のほうへ歯ブラシを進めていきます。最後の歯までたどりついたら,歯ブラシを裏側に移して,今度は左上から右上へ向かって道草をすることなく歯ブラシを移動させていきます。そしてそれがすんだら,上の歯の噛む側を奥の歯から順番にみがいていきます。

この後は下の歯も同じ。奥歯の裏側が気持ち悪くなって苦手な方も,工夫してがんばってみましょう。

「みがくことと,みがけていること」は違います。それには自分の口にあった歯みがきの方法を覚え,習慣づけることが必要です。

歯間ブラシ

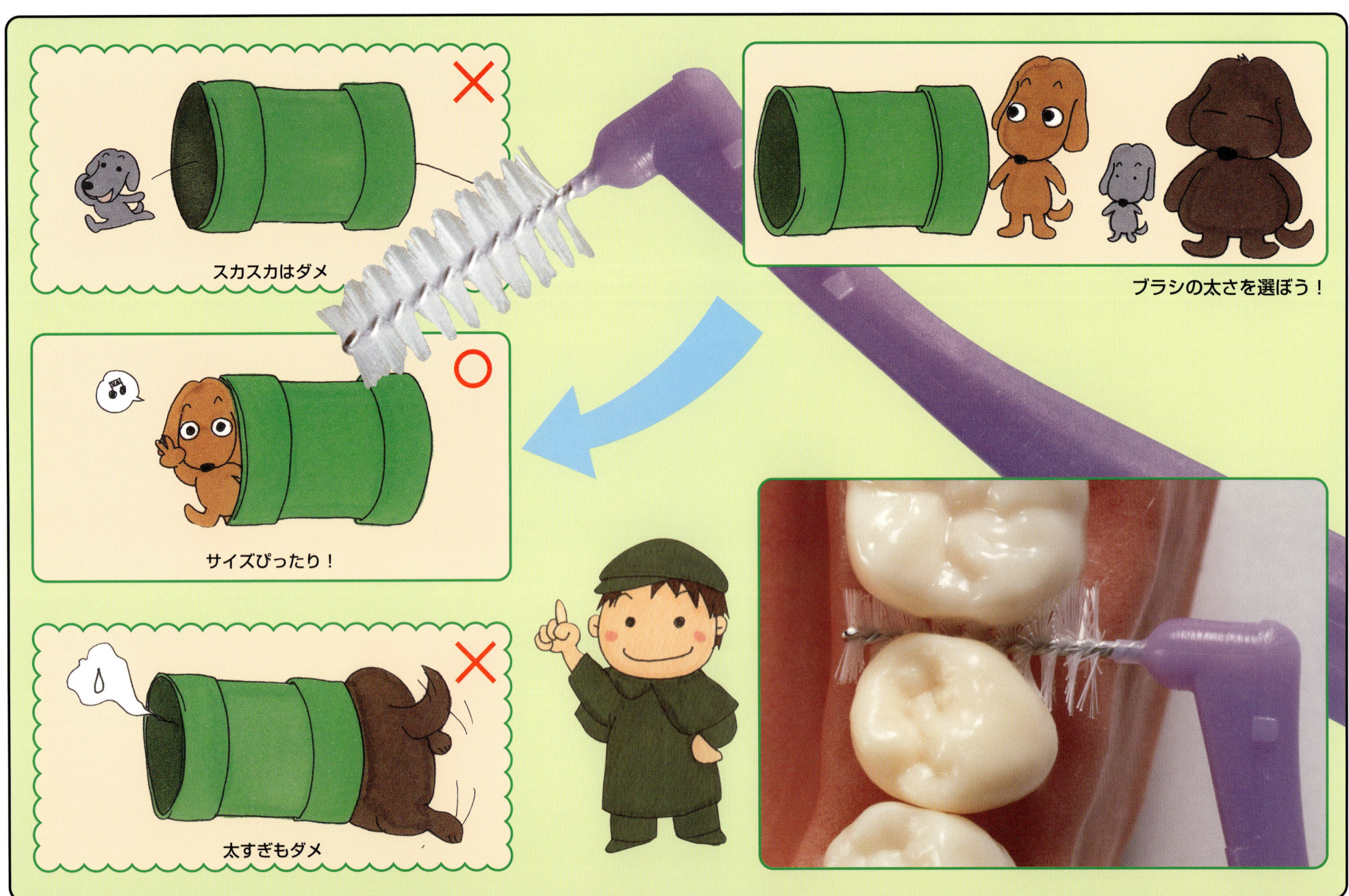

歯間ブラシ

　日常の歯みがきで、歯ブラシだけではみがけない部分がどうしてもあります。それを補うために、さまざまな補助清掃器具が販売されています。そこでここでは歯ブラシのサポーターのひとつ、歯間ブラシについて説明しましょう。

● **歯間ブラシとは**
　歯間ブラシは、試験管ブラシのように針金の周囲に丸く毛が植えられ、歯と歯の間の隙間などをみがくためのものです。隙間の大きさに合わせて毛の部分の太さ（直径）が異なり（SSS, SS, S, M, L, LLなど）、そして形も数種類あります。
　また持つ部分の形もメーカーによって工夫され、持ちやすく、動かしやすいデザインとなっています。

● **使い方**
　歯と歯の間、または被（かぶ）せたものやブリッジの間に隙間を見つけたら、歯間ブラシの出番です。軽く毛の抵抗を感じながら、反対側に先が通り抜けるサイズのものを選びます。歯間ブラシが入らない隙間に、無理に入れてはいけません。また抵抗がなく、"スカスカ"である場所も清掃効果が上がりません。

　歯間ブラシを歯と歯の間に通したら、ただ真ん中を通すのではなく、手前の歯の表面に少し毛先を押しつけ、歯の表面に沿わせて10回ぐらい前後に動かします。次に角度を変えて、奥の歯の表面に沿わせる形で同じように動かし、その隙間が終わったら次の隙間へ移ります。このとき、サイズが合わない場合は、適切な太さに変えます。

　歯間ブラシをはじめて使うと、通したところから出血し、不安になる方がいらっしゃいます。この多くの原因は、今までその場所がみがけていなくて歯ぐきが腫（は）れ、傷つきやすくなっていることが考えられます。痛みが強いのに無理に使うことは避けるべきですが、少し血が出る程度でしたら、その場所を覚えておいて、何度も優しくみがきましょう。数日すると、多くの場合は歯ぐきが引き締まって出血しなくなります。

　歯ぐきが引き締まるということは、歯と歯の間の隙間が少し広がることでもあります。それにより、使用している歯間ブラシのサイズが合わなくなる場合もあるので、その場合は、少し太いものに取り替えてください。

　このように歯間ブラシは、使用する場所の状態により、いくつかのサイズを使い分ける必要があります。

　使用法を誤ると、ワイヤーで歯を削ったり、歯ぐきを傷つけますので、不安な方は歯科医院で適切なサイズを選んでもらいましょう。

デンタルフロス

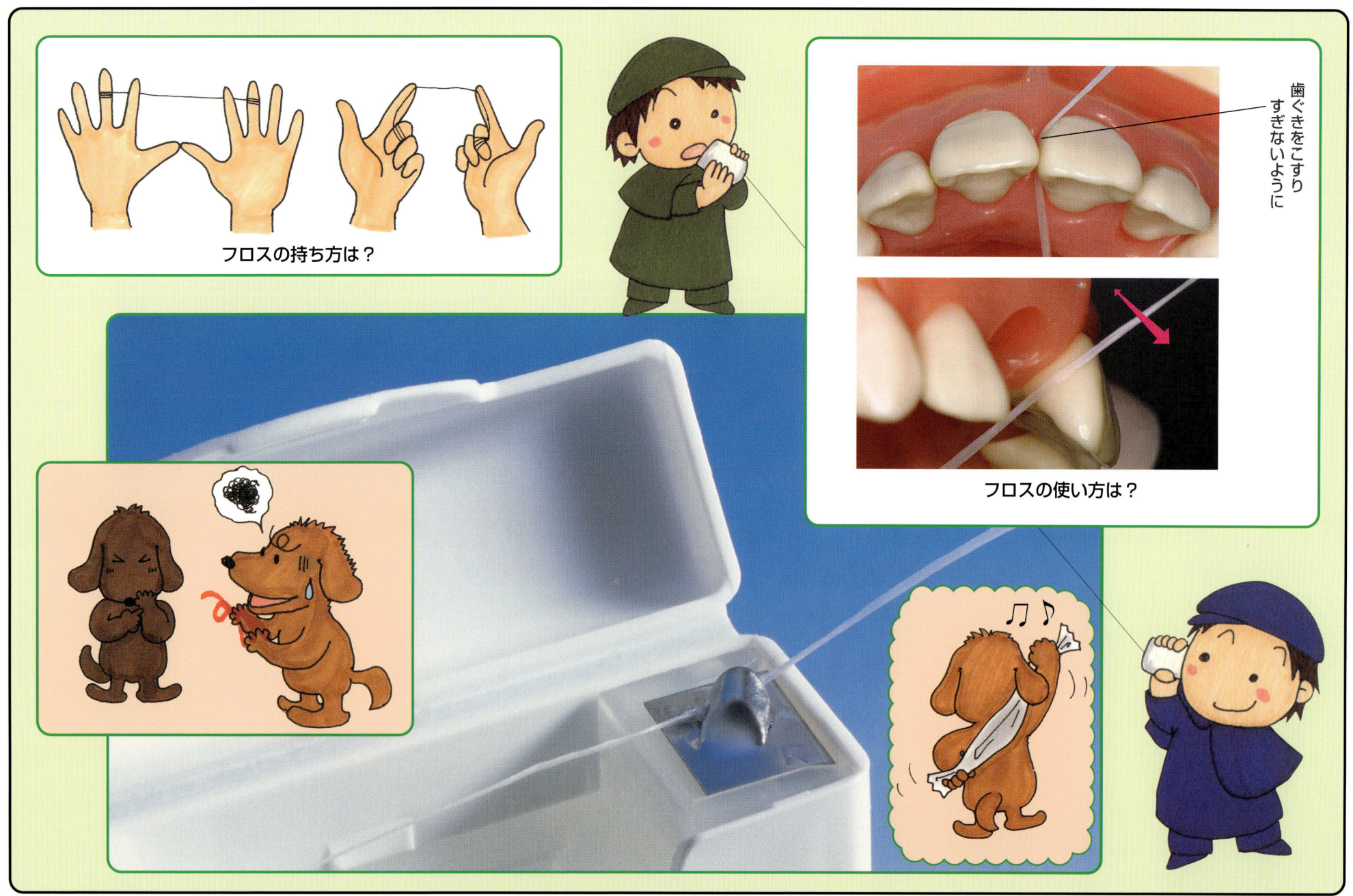

フロスの持ち方は？

歯ぐきをこすりすぎないように

フロスの使い方は？

デンタルフロス

歯ブラシだけではみがけない部分をみがくための補助清掃器具。そのひとつに、デンタルフロスがあります。

● **デンタルフロスとは**

デンタルフロスは、簡単にいうと、歯と歯の間をみがくための"糸"です。といっても、普通の糸ではなく、切れにくいように、また歯ぐきを傷つけにくいように加工されています。糸の太さも何種類かあり、すべりをよくするためにワックスを塗ったものや、清涼感を出すためにミントなどの香料を含ませたものもあります。

パッケージに入ったフロスを引き出しながら使うタイプが一般的ですが、糸ようじともいわれるホルダータイプ（すでに柄に張ってある）も多く出回っています。とりわけ奥歯に手が届きにくい人には、奥歯だけY字型のホルダータイプを使用するのもよいでしょう。

また、ブリッジの下や矯正治療中の方々のためには、特別に工夫されたスーパーフロスが市販されています。

● **使い方**

フロスを30〜40cmぐらいの長さに切り、両端を両手の中指に2、3回巻きつけ、人差し指か親指の先で、2〜3cm程度離し、ぴんと張って持ちます。

歯と歯の間に、ぴんと張ったフロスをゆっくりと斜めに前後に動かしながら入れていきます。歯と歯の接点を通り抜けるときに少し抵抗がありますが、そのとき、勢いあまって歯ぐきにフロスを食い込ませないように注意してください。

歯と歯の間にフロスが入ったら、まずきれいにしたい歯の面に沿わせ、歯ぐきにやさしくフロスを押しつけるようにします。歯ぐきに少しだけフロスが当たる抵抗を感じたら、それ以上は決して歯ぐきのほうに強く押しつけて傷つけないように注意しながら、フロスを前後上下させます。

もう少しくわしくいうと、掃除をしたい歯の湾曲に糸を沿わせるようにしながら2、3回、ゆっくりと動く範囲内で糸を前後上下させます。このとき、フロスを歯ぐきに押しつけて強く前後には動かさないでください。フロスを入れた歯と歯の間の、掃除をしていない向かい側の歯の表面にもフロスを同様に沿わせてきれいにします。

そして、次の歯と歯の間に移って掃除を続けていくわけですが、一度使ったフロスの部分は使わないで、指を使ってフロスの新しい部分を送り出し、同じようにきれいにします。

すべての歯に対して行うのが理想ですが、歯ならびの関係や、むし歯（う蝕）、被せ物がある場所には入らない場合がありますので、無理に入れないようにしましょう。

また、ホルダータイプのものは割高ですが、一度使ったフロスの部分をよく水洗いして、繰り返し使用できます。

最後に、歯と歯の間の隙間が大きすぎる場合には、前回紹介した歯間ブラシを入れてきれいにします。

インタースペース・ブラシ

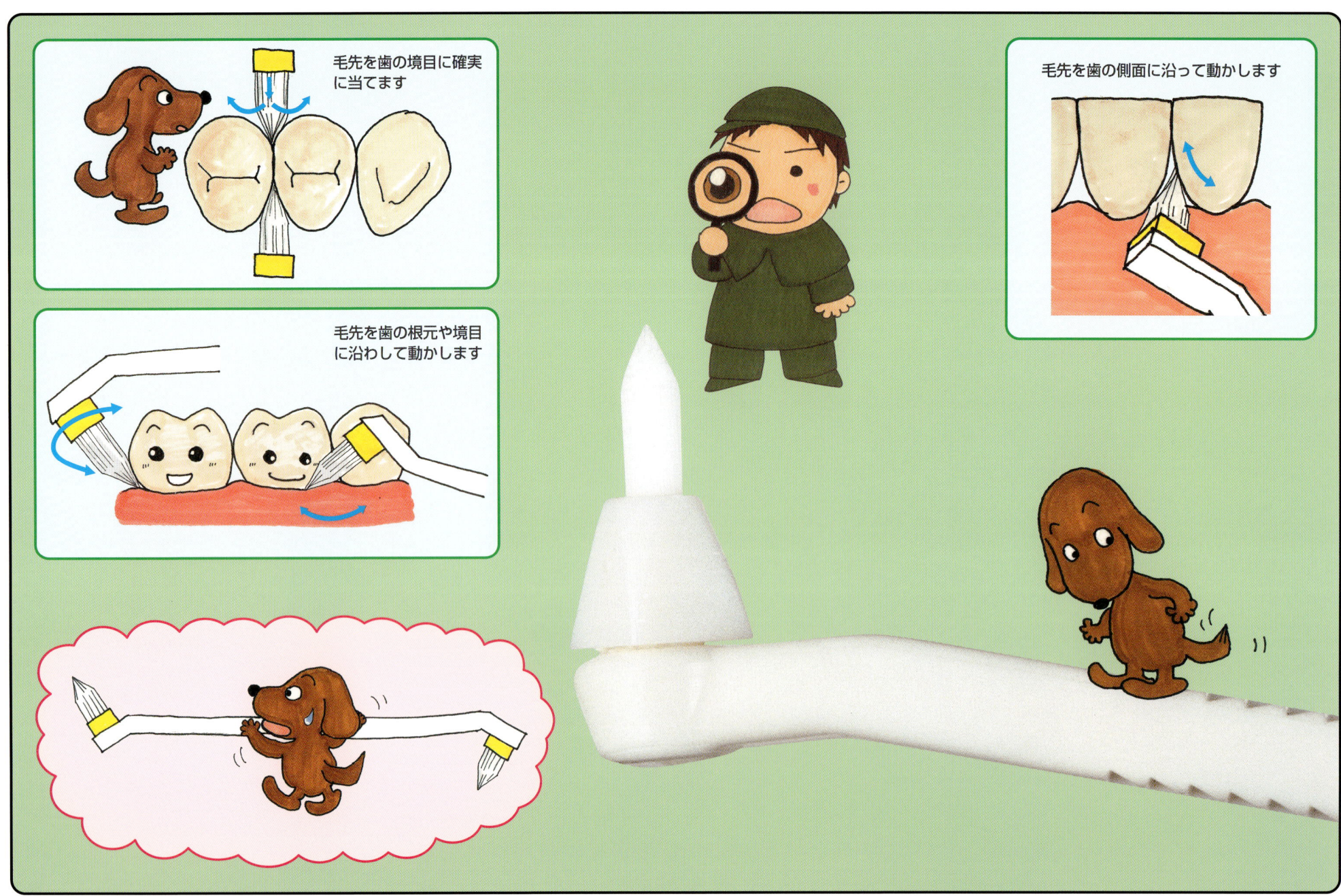

インタースペース・ブラシ

　歯ブラシのような長い柄(え)の両端に，小さな先細りの筆のような毛先がついている補助清掃器具がインタースペース・ブラシです。

　チップ（ブラシ部分）がネジ式で自由につけ替えられるようになっていて，ブラシの毛先が乱れたら，新しいのと交換して使用できます。チップは3種類あり，毛先の長さややわらかさが異なるので，自分の歯ぐきの状態に合わせて使用するとよいでしょう。さらに，両端のチップのとりつけ角度が異なっているので，みがきにくい場所をみがくのに，非常に便利です。

● **使い方**

　ふつうの歯ブラシの毛先では十分に届きにくい場所に使用します。たとえば，一番奥の歯の一番奥の面です。隣に歯がないので，つい忘れがちのところです。毛先を歯の表面に確実に当てて，左右に動かしてみがいてください。また，下の前歯の裏側も歯ブラシの柄の角度がきちんと取りづらくて，みがき残しが多い場所です。みがき残しがある場所は歯石もたまりやすいところなので，そこにも使用します。1本の歯の幅も狭いので，歯の根元や隣の歯との境目に毛先を沿わして動かしていきます。

　さらに，歯と歯の間の部分に歯間ブラシのように毛先を差し込むこともできます。その場合，その部分を毛の弾力を利用してマッサージをするように動かします。

　その他，歯ブラシよりも歯ぐきに毛先が当たっている感覚を確かめやすいので，被(かぶ)せた歯の根元の部分や歯ならびの悪いところの清掃に用います。歯の根元の部分に当てるときは，歯ぐきに当たっている感触を確かめながら，歯の湾曲に合わせて動かしてみましょう。

　このインタースペース・ブラシが入らないような隙間には，デンタルフロスや細い歯間ブラシを使用するようにします。

　歯ブラシと同じく，毛先が開いてきたら清掃効率が落ちますので，新しいチップと交換してください。使い方により交換時期には個人差があります。

　歯ブラシと違い，毛先を歯や歯ぐきに当てる角度や力が大切ですので，できれば使用の際には歯科医師や歯科衛生士の指導を受けてください。

エンドタフト

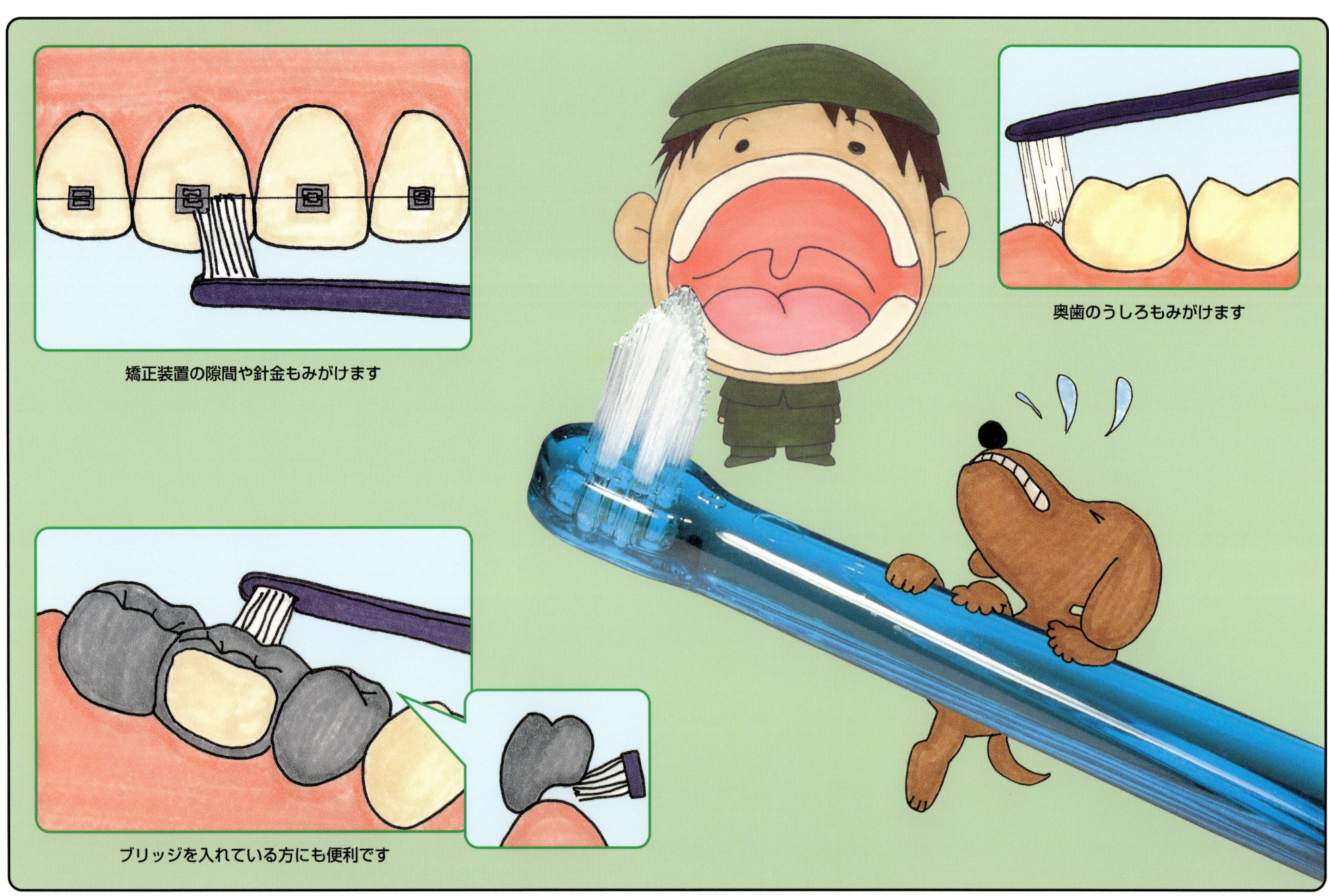

矯正装置の隙間や針金もみがけます

奥歯のうしろもみがけます

ブリッジを入れている方にも便利です

エンドタフト

　18〜19ページではインタースペース・ブラシについて紹介しましたが，エンドタフトもそれと同じように，ふつうの歯ブラシではみがきにくい場所に使用します。

　このエンドタフトは，歯ブラシのように長い柄の端に，ちょうど歯ブラシの頭の前方3分の1ぐらいの幅の毛束が円形についている補助清掃器具です。

　名前の"エンド"は，"端"とか"末端"という意味で，その言葉のとおり，歯ならびの最後，奥の部分がみがきやすい形になっています。

● 使い方

　まずは，いちばん奥の歯のうしろの部分です。毛を歯の表面に沿わせるように確実に当ててみがいてください。歯ブラシと違って，あまり大きく口を開けなくても，毛先が山切りにカットされているので，歯に当てやすい形になっています。

　とくにおすすめしたいのは，いちばん奥の歯の後ろの部分に親知らずが生えかかっているときです。親知らずが歯ぐきから出てきたばかりのときは，手前の歯よりも低い位置にあるので，ふつうの歯ブラシでは届きにくく，知らないうちにむし歯（う蝕）になってしまうことがよくあるので，気をつけてみがいてください。

　また，矯正中の方にも有効です。矯正装置の形はかなり複雑で，プラークがたまりやすいところです。エンドタフトは歯ブラシよりも小さく，毛先の角度が自由につけられますので，装置の隙間や，針金の部分にていねいに毛先を沿わせてみがいてください。

　さらに，歯のない部分を人工の歯でおぎなうブリッジを入れている方では，その人工の歯の底の部分をみがくようにします。また，インタースペース・ブラシと同じように，歯と歯の間の部分や歯ブラシを当てにくい場所にも有効です。

　歯の根元の部分に当てるときは，歯ぐきに当たる感触を確かめながら，歯の根元の湾曲に合わせて動かします。

　このエンドタフトが入らない場所は，デンタルフロスや細い歯間ブラシを使用します。歯ブラシと同様，毛先が開いてきたら清掃効率が落ちますので，新しいものと交換します。

　さらに，インタースペース・ブラシと同じように，毛先を歯や歯ぐきに当てる角度や力，動かし方が大切ですので，できれば使用の際には歯科医師や歯科衛生士の指導を受けてください。

電動歯ブラシ

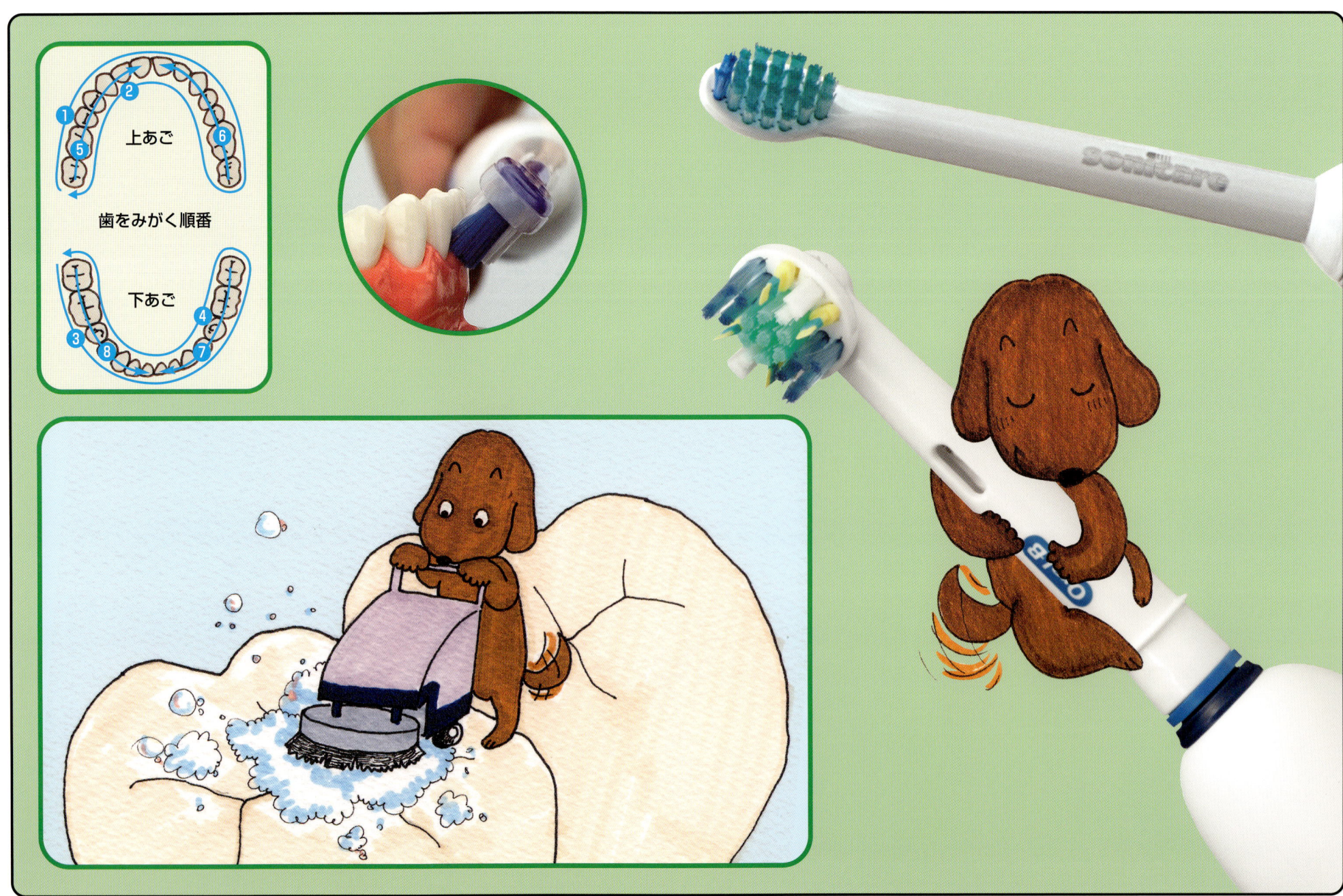

上あご
歯をみがく順番
下あご

電動歯ブラシ

　よく「電動歯ブラシを使いたいのですが？」と患者さんから質問を受けます。実際，雑誌やテレビのコマーシャルで，さまざまなタイプを目にしますが，それぞれ特徴があるようです。歯科で一般的におすすめしている電動歯ブラシは"音波歯ブラシ""超音波歯ブラシ"の2種類に分けられます。

　電動歯ブラシとは，電気の力によって，歯ブラシの先（すなわちヘッド）を回転または振動させてプラーク（歯垢）を取るものです。そのなかでも"音波歯ブラシ"と"超音波歯ブラシ"は，音波や超音波の力を加えた高機能タイプで，電動歯ブラシの進化型といえます。いずれも，効率的で，より正確なブラッシングができるように開発されたものです。

　ここでは，まず電動歯ブラシ一般についてご説明しましょう。

●手用歯ブラシとの違い

　私たちが"歯ブラシ"と呼ぶのは，昔ながらの手用歯ブラシのことですが，以前紹介したように，きちんと"みがけている状態"にするためには，歯ブラシの毛先の角度を考えて確実に歯に当て，じょうずに動かす必要があります。

　電動歯ブラシは手用歯ブラシの動きを機械に肩代わりさせようとするものですが，動かすことはやってくれても，手用歯ブラシと同じように毛先を当てる場所や角度は，自分できちんと決めなければなりません。

よって，電動歯ブラシを使う際には，手用歯ブラシの使い方や当て方をよく理解しておく必要があります。

●電動歯ブラシの利点

　これはなんといっても，手用歯ブラシのように，手をこまめに動かす必要がないことです。電動歯ブラシの種類や設定により，ヘッドの動き方は異なりますが，きちんと歯の表面に毛先が当たっていれば，短時間で効率的に汚れを掻き取ってくれます。また，指や腕が疲れにくいので，お年寄りや手の不自由な方にとっても便利です。

●電動歯ブラシの欠点と使用時の注意点

　機械がやってくれるからといって安心してはいけません。まず，みがく場所に対して順番に動かし，みがき残しがないように注意すること，角度に気をつけて歯ぐきやほっぺたを傷つけないようにすること，みがき過ぎて歯を削ってしまわないことです。また手用歯ブラシと同じように，毛先が開いてきたらこまめに交換することが必要です。割高になるかもしれませんが，電動歯ブラシを購入する際に交換用のヘッドを余分に購入しておくべきでしょう。

　そしてもっとも大切なことは，手用歯ブラシと同じように"みがく"ことではなく，"みがけているかどうか"を常に考えて使用することです。

音波歯ブラシ

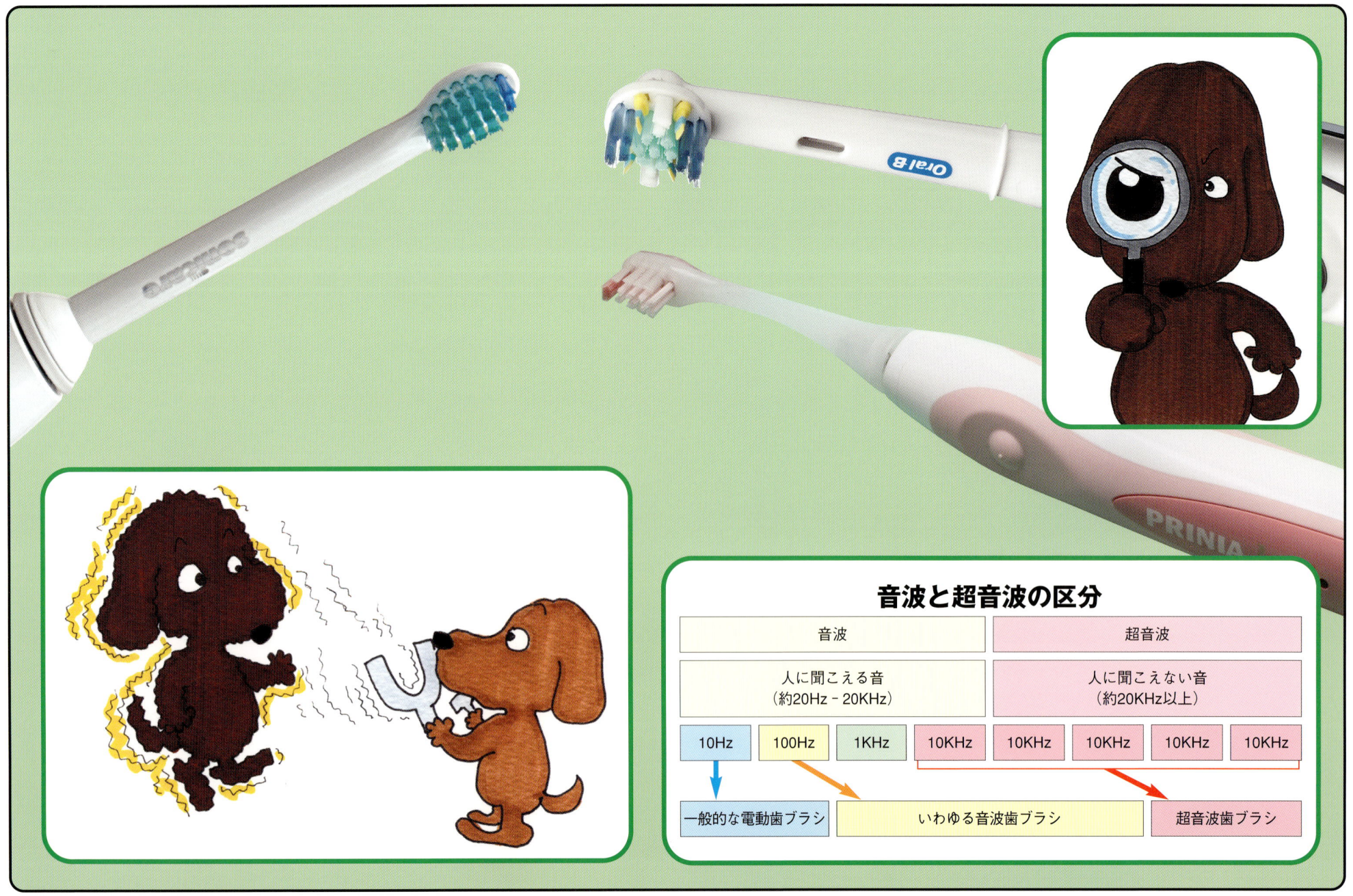

音波と超音波の区分

音波	超音波
人に聞こえる音（約20Hz - 20KHz）	人に聞こえない音（約20KHz以上）

| 10Hz | 100Hz | 1KHz | 10KHz | 10KHz | 10KHz | 10KHz | 10KHz |

一般的な電動歯ブラシ　／　いわゆる音波歯ブラシ　／　超音波歯ブラシ

音波歯ブラシ

今度は音波歯ブラシです。みなさんは，"一般的な電動歯ブラシとどこが違うの？"と思われるでしょう。まず，その違いからお話ししましょう。

●音波歯ブラシとは？

電動歯ブラシとは，電気モーターの力で歯ブラシの先を回転または振動させて機械的にプラーク（歯垢）を取るもので，手用の歯ブラシの動きを再現し，さらに効率的に動かすことをねらったもの一般をいいます。

音波歯ブラシは，同じく電気の力を利用しますが，毛先の振動が電動歯ブラシのそれを超えて音波の領域になり，その微振動によりプラーク（歯垢）を破壊しようとするものなのです。

小学校の理科の授業で，音叉をたたくと，音とともに振動を感じたことを覚えている方も多いと思います。あの振動をプラーク除去に利用するのです。

音波ブラシの機種によっては，毎分31000回，超音速振動するとされています。

●音波歯ブラシの利点と使い方

手をこまめに動かす必要がないことが利点です。

使用法は，歯へは軽く接触するような気持ちでゆっくりと当てます。そして電源を入れてみて，刺激が強すぎないように当たり方を調整しますが，現在の高機能音波歯ブラシはブラッシング圧が強すぎると振動がストップするみがき過ぎ防止機能がついているので安心です。

すべての歯の面に，順序よく毛先の角度などを考えながらみがいていくところは手用の歯ブラシと同じです。効果的な毛先の当て方，順番を理解しておく必要があります。

この音波歯ブラシは，歯肉へのマッサージ効果があるともいわれています。以前と比べ，ヘッドの大きさはかなり小さく改良されて、さらにみがきやすくなりました。

超音波歯ブラシ

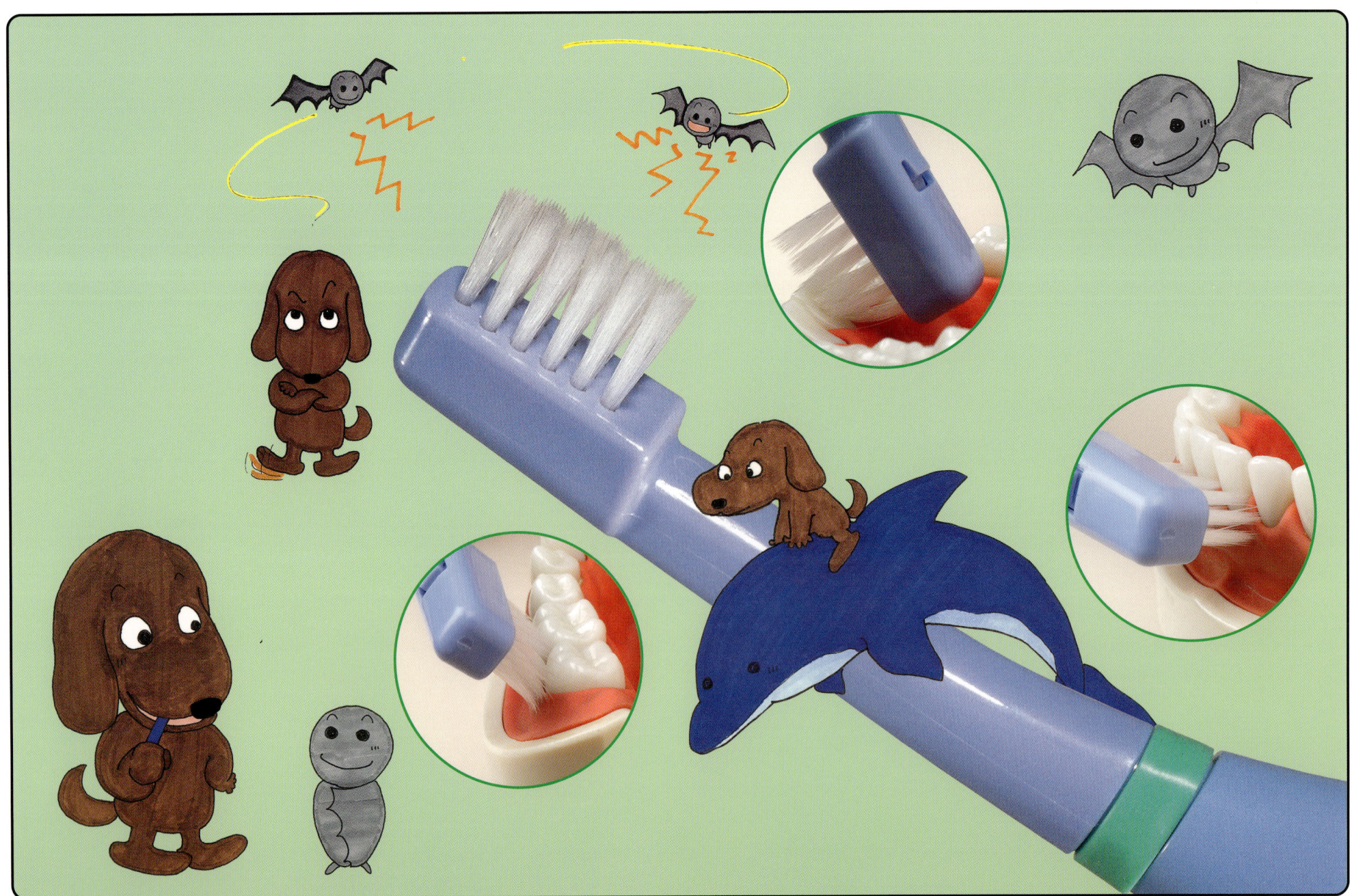

超音波歯ブラシ

●超音波歯ブラシの特徴

　超音波は耳に聞こえないほど周波数の高い音波のことで，短い波長で指向性が高いので，医療用の超音波エコーなどの装置に利用されています。また自然界では，イルカが食べ物を探したり，コウモリが安全に飛び回るために利用していることでもご存知だと思います。

　超音波歯ブラシの大きな特徴は，ヘッドの内部に超音波発振子が組み込まれ，160万Hz（1.6MHz）程度の超音波を発振する点にあります。

　そしてこの歯ブラシは発振する超音波を利用して，バイオフィルムであるプラーク（歯垢）を破壊するといわれています。基礎的な研究では，振動している毛に近いところにあるプラーク中のむし歯や歯周病の原因菌の集落をバラバラに破壊できること，さらに毛先からある程度離れていても，その超音波エネルギーを伝えられる可能性があることがわかっています。

　すなわち超音波歯ブラシは，音波歯ブラシよりもそのエネルギーを深いところに届かせることができ，歯周ポケット内の環境を改善させる効果があると考えられるのです。

●超音波歯ブラシの使い方

　超音波歯ブラシを指に当てても，毛先が振動しているように感じられませんが，実際には十分なエネルギーが発生しています。よって，まず毛先を歯面に軽く触れるようにした後，手用歯ブラシ同様に毛先を往復運動させます。毛先の感覚が歯ブラシに比べるとものたりない感じがするため，毛先を強く当てすぎたり，ゴシゴシと動かしすぎたりする傾向があるので注意しましょう。

　その他の注意点は，一般的な電動歯ブラシと同じです。当てる順番，毛先の角度をよく考えて，みがき残しのないようにしてください。そして，毛先が開いてきたらヘッドの交換を忘れないようにします。

　最後に，超音波歯ブラシは，心臓にペースメーカーや細動除去器を装着している方やその方のそばでは，それらの機器の誤作動を引き起こす可能性があるので使用しないように注意しましょう。

舌清掃器具

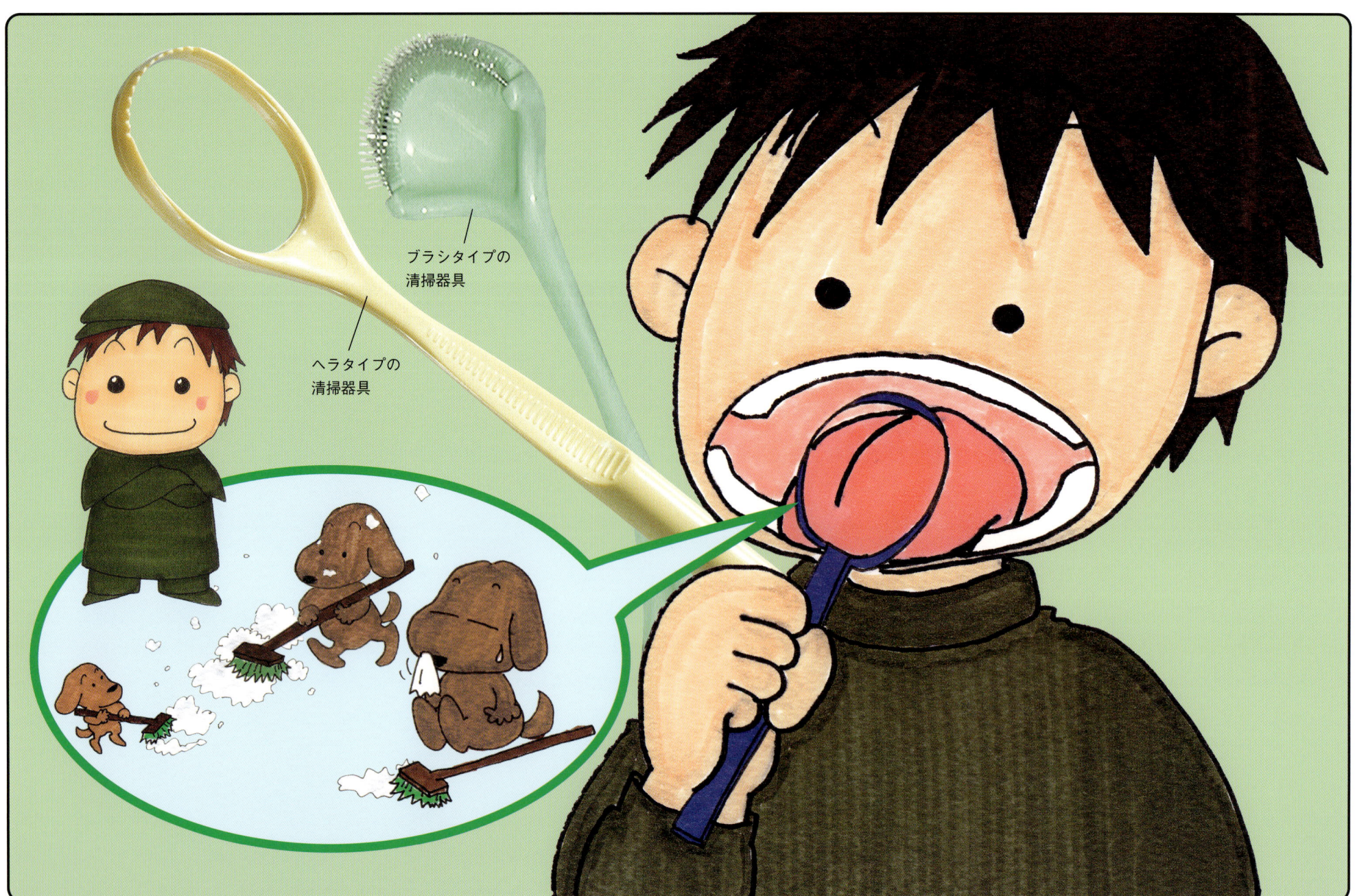

舌清掃器具

　今度は舌清掃器具です。いったいどんなものか，不思議に思われる方も多いと思います。

　この舌清掃器具，ヘラタイプとブラシタイプとがあり，現在ではお年寄りや介護が必要な方にとって，とても大切な口腔清掃器具となっています。

●舌苔と，舌清掃器具の使用目的

　舌の表面をよく見ると，白っぽい，または黄褐色の苔のようなものが見えます。これを"舌苔"と呼びます。舌清掃器具は，この舌苔がたまりすぎた場合，それを取るために使用されます。

　舌の表面には舌乳頭という，味覚を感じる複雑で凸凹したたくさんの突起があります。舌苔はこの突起の隙間にたまるのです。

　この舌苔の成分は，口の中の組織の残骸や食べかす，白血球，そして細菌などです。この舌苔が分解されると嫌なにおいの元となる硫黄化合物が発生し，口臭の原因になります。また，舌苔が舌乳頭をおおい隠してしまうと，味を感じなくなる，味盲という状態にもなります。

　さらに舌苔は舌が乾燥したり，舌の運動量が減少したりすると厚くなる傾向があります。また，発熱時，睡眠不足のとき，そして喫煙状況や飲酒の有無なども影響します。

　舌苔はプラーク（歯垢）と同じように細菌の巣になっていますので，そこで繁殖した細菌が唾液の中に入り，お年寄りやものを飲み込むことが不自由な方がそれを誤って飲み込んでしまうと，気管支や肺で細菌が悪さをして，誤嚥性肺炎になってしまう危険が高まります。

　よって，この舌苔を取り，口臭を予防し口の中を清潔に保つ必要性から，舌清掃器具が開発されたのです。

●舌清掃器具の形と使い方

　一般的には，柄の先がアーチ状やスプーン状，Ｔ字状になっていて，ブラシタイプでは，歯ブラシのように毛がついています。使い方は，その部分を舌の表面にやさしく当てて，ゆっくりと表面をなぞるように手前に引いて舌苔を掻き取ります。ここで決して，痛いと思うほど力を加えてはいけません。

　柄の先に汚れがついたら，水で洗い流しながら繰り返し行います。汚れがほとんどつかなくなるまで行うのが回数の目安ですが，やりすぎはかえって舌の表面を痛めてしまいますので注意が必要です。

　行う頻度は１日１回程度。舌苔が比較的たまっている起床時に行うのが効果的とされています。

予防に効く
グッズ編

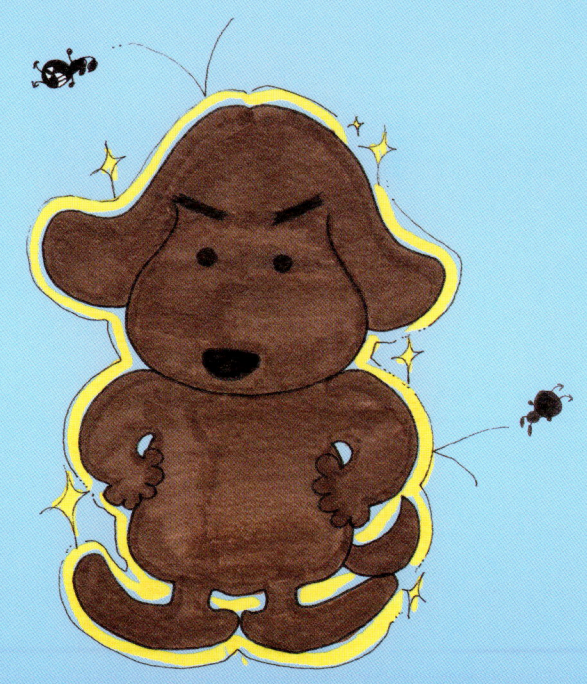

歯みがき剤

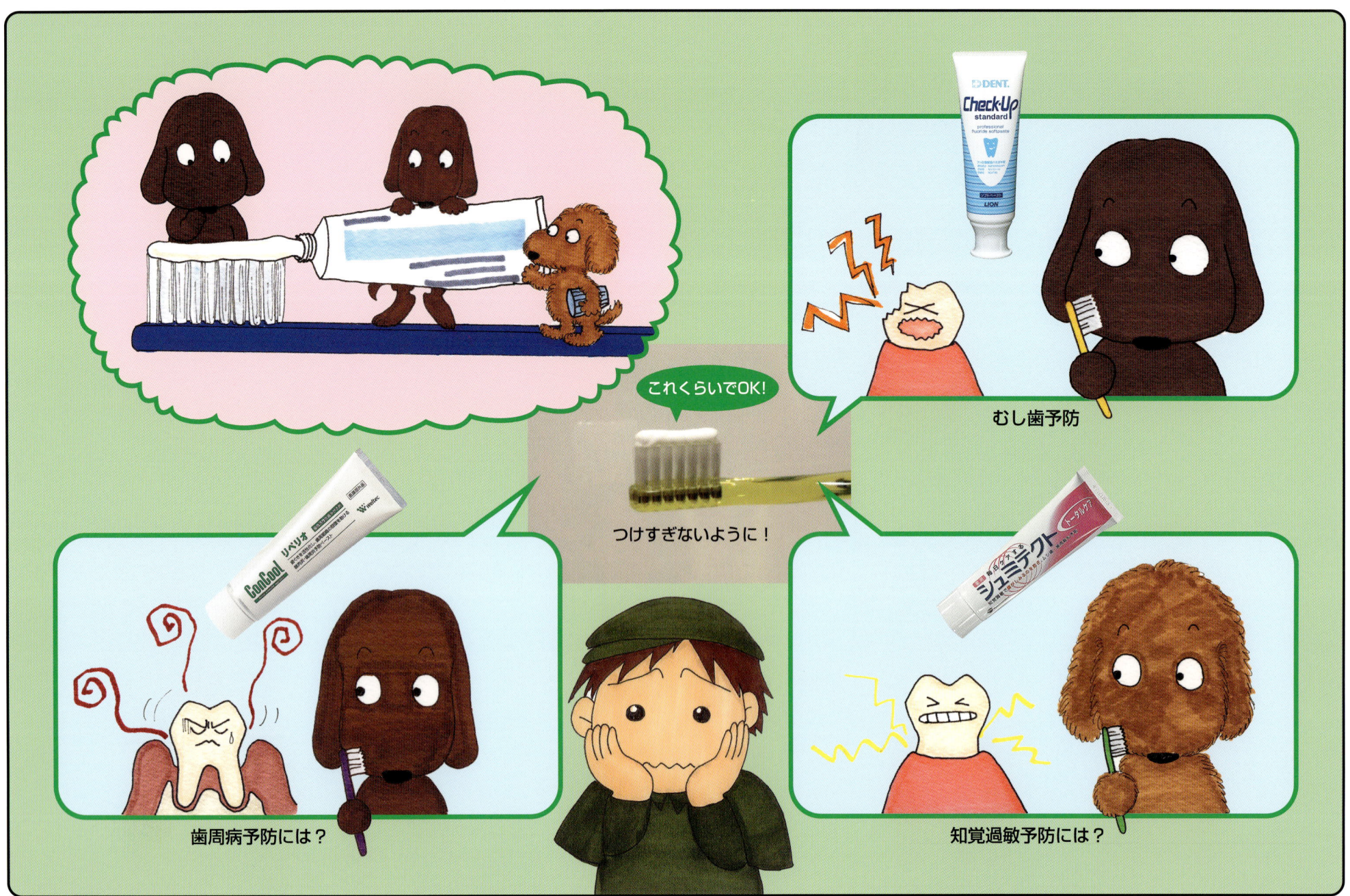

歯みがき剤

　毎日の歯みがきのとき，きっとみなさんは歯みがき剤を使われていることでしょう。テレビのコマーシャルなどでは，たくさんの歯みがき剤が宣伝されていて，スーパーや薬局などでどれを買うべきか悩まれた経験がある方も多いことと思います。そこで，歯みがき剤には何が入っているのか？，何のために使うのか？について考えてみましょう。

●歯みがき剤の考え方
　これまで，歯ブラシやデンタルフロス，歯間ブラシなどの補助清掃器具が，むし歯（う蝕）や歯周病の原因のプラーク（歯垢）を取るためにとても重要であることをお話してきました。つまり，プラークを除去するには，歯の表面から歯ブラシの毛などによって機械的にかきとるのがいちばん効果的な方法なのです。
　そして歯みがき剤は，その歯ブラシの汚れを取る効果を高めるため，補助としてじょうずに使用するというのが現在の考え方です。

●歯みがき剤の成分
　歯みがき剤には，化粧品と同じ部類に入るものと，薬効成分の入った医薬部外品に分類されるものとがあります。今回写真で紹介しているのは，医薬部外品として売られている歯みがき剤の例です。
　歯みがき剤の中には，基本的に研磨剤（その名のとおり，歯の表面をみがく効果がある），発泡剤（泡立たせて汚れを取り除く効果を高める），保湿剤（歯みがき剤に湿り気を与える），粘結剤（粉末と液体成分が分かれてしまうのを防ぐ），香味剤（爽快感を与える），着色剤（色をつける），そして保存剤（変質を防ぐ）などが含まれています（ただし最近は研磨剤が含まれないものも増えてきています）。
　それに加えて，医薬部外品の歯みがき剤として，むし歯予防，歯周病予防，知覚過敏予防，タバコのヤニの除去，口臭予防などに効果がある成分が含まれたものがあります。たとえばフッ化物は初期のむし歯に効果があります。

●歯みがき剤の使い方
　歯みがき剤をつけて歯みがきをするときに，いちばん注意しないといけないのは，香味剤による爽快感があるため，"みがき残しがあるのに，きちんとみがけたと勘違いしてしまう"ことです。これを防ぐために，私は患者さんにまず何もつけないで一度きちんとみがき，次に歯みがき剤をつけてみがくことをすすめています。
　しかし，最初からつけてみがく場合には，歯みがき剤をつけすぎないことが大切です。たくさん泡立てば汚れが取れるとか，薬効があるとされている歯みがき剤でも，多くつければ効果がそれだけ高まるというものではありません。
　つける歯みがき剤の量は，チューブの口の大きさで変わりますが，小さい口のものの場合は歯ブラシのヘッドの長さと同じぐらいで厚く盛り過ぎないか，その1/3ぐらいまでの量が適切なようです。
　歯みがき剤を効果的に使えば，歯を白くし，口臭を予防し，もちろんむし歯や歯周病を予防することが可能です。
　歯ブラシの良きパートナーとしてじょうずに利用してください。

洗口液

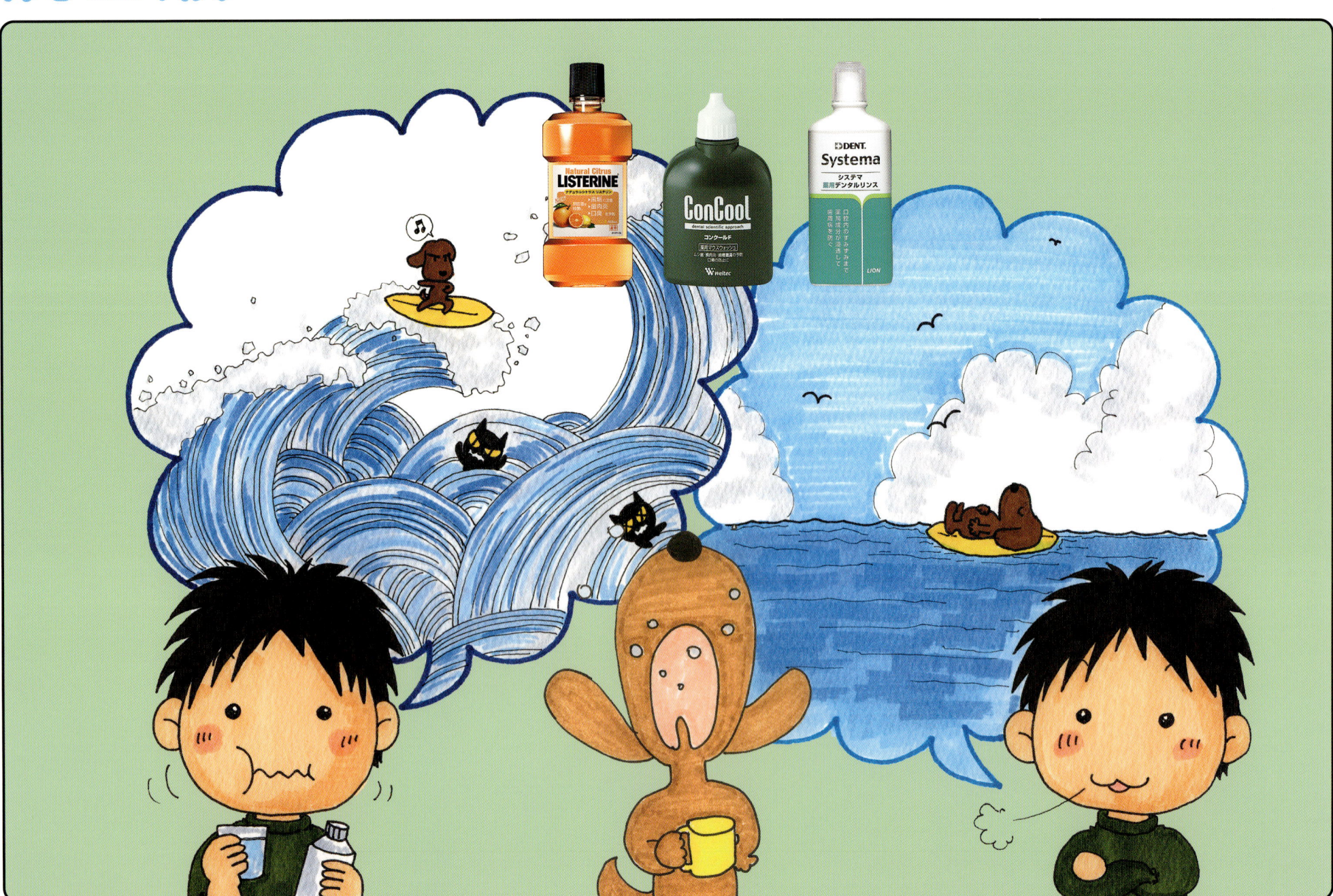

洗口液

歯みがきの前後，そして食後などに"ブクブクうがい"をされる方は多いと思います。

それは何のためにしているのでしょうか？ お口の中をきれいにするため？ それともお口の臭いを消すため？

●洗口液とは？

洗口液は含嗽剤（がんそう）ともよばれます。これは口の中やのどの洗浄・消毒，そして炎症を改善させるために用いる薬剤のことで，うがい薬とよぶこともあります。しかし，うがい薬というと，どちらかというと，風邪の予防などのための"ガラガラうがい"のときに使う薬を指すことが多いようです。先に述べた"ブクブクうがい"（"クチュクチュうがい"とよぶことも）は，液体で口の中を反復して洗うことです。

この際に使われる洗口液は，歯みがき時に口の中の汚れを落としやすくするためや，歯みがき後に汚れを充分に洗い流すため，さらにむし歯予防や口臭予防などを目的に用いられます。

●洗口液の成分

洗口液は多くのものが市販されていますが，液の中に含まれる成分によって使用目的が異なります。たとえば，フッ素が含まれているものは歯質を強くしてむし歯予防の効果が考えられます。また，クロルヘキシジンという成分はむし歯や歯周病の原因であるプラークが歯の表面にできるのを抑制しますが，日本ではごく低濃度での使用など，その使用方法は限られています。

また，ポビドンヨードや塩化セチルピリジニウムなども，消毒・殺菌の効果があり，粘膜や歯ぐきについている病原菌の働きを抑える作用があります。アルコールが含まれた洗口液も消毒効果が考えられることから，同様の作用が期待できます。さらに，歯周病による炎症を抑える効果がある成分を配合したものもあります。

洗口液に含まれている香料は，口の臭いを消して（口臭予防），さっぱりさせることもできます。

このように，さまざまな種類の洗口液が市販されていますが，上記のような消毒効果をうたった医薬部外品に分類されるものから，香料などの成分だけのものもあります。

●洗口液の使い方

洗口液は，物理的なプラークコントロール，すなわち歯みがきの効果を高めるための補助的な役割を果たすものと考えてください。いかにプラークの付着を抑える効果があるといっても，"ブクブクうがい"だけでは効果はありません。

予防の効果を上げたり，お口の中をより清潔に保つための"歯みがきのパートナー"としてじょうずに利用してください。

フッ化物

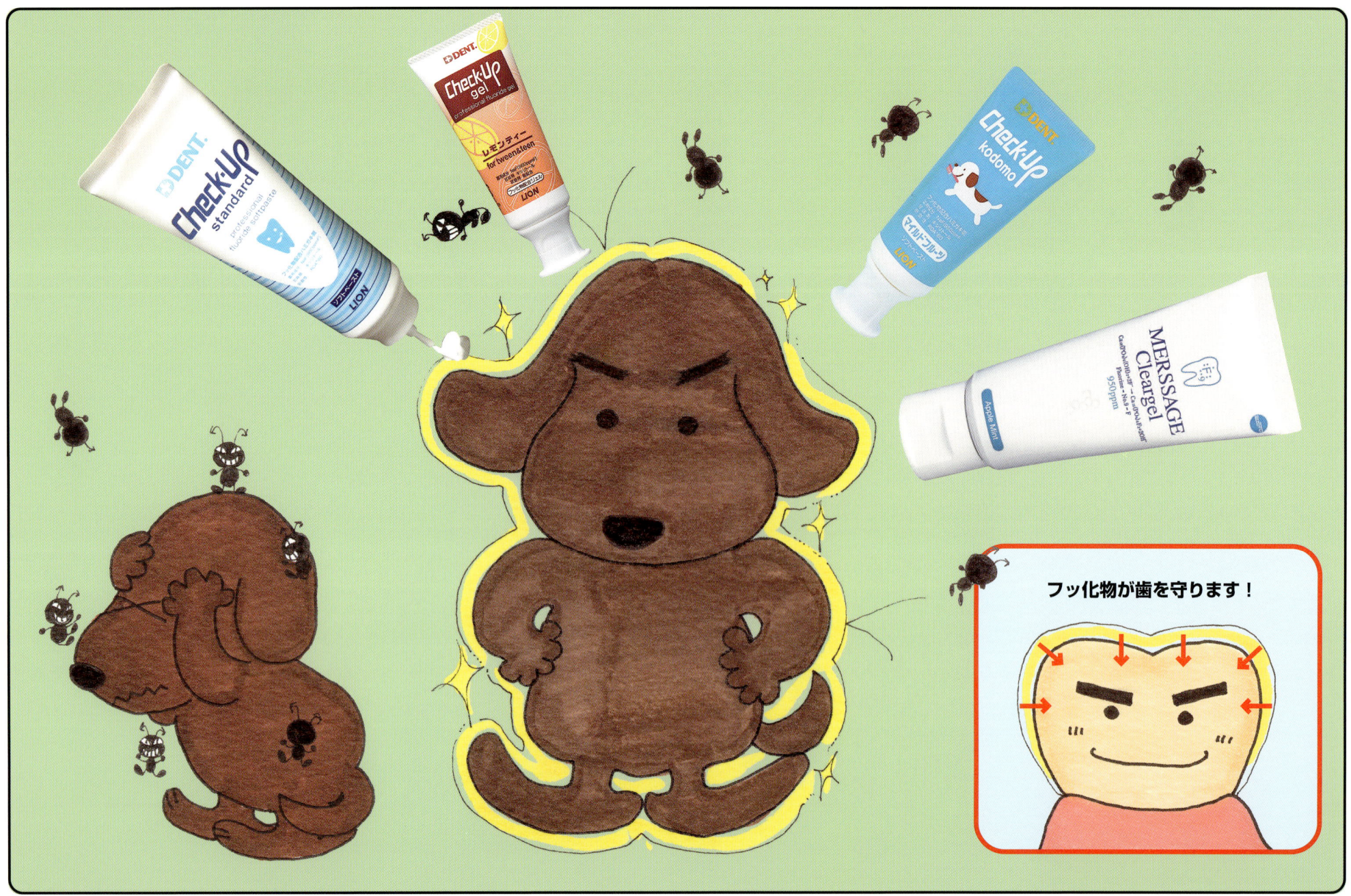

フッ化物

今度はいままでのお話とは少しちがう，フッ素のお話です。みなさんも，フッ素の化合物（フッ化物）を歯に塗ると，むし歯（う蝕）の予防効果があることはご存じだと思います。歯科医院での子どもの歯へのフッ化物塗布を奨励している自治体も多いようです。

フッ化物の恩恵を家庭で受けるケースとして，国によっては積極的にフッ素を水道水に混ぜている場合もありますが，一般的には市販されているフッ化物を配合した歯みがき剤や歯みがきジェルを歯みがきの際に使用する場合が多いと思います。これは，歯科医院などで使用するものよりも低い濃度のフッ化物を配合しています。

●フッ化物の作用

一般的に，フッ化物には次の3つの作用があります。

❶歯の質（歯質）を強くする

むし歯菌によって作られる酸により，歯の表面が脱灰して溶けてしまうのを防ぎます。

❷初期のむし歯を元の状態に回復させる

これは，穴が空いてしまったような進んだむし歯でのお話ではありません。むし歯になってすぐの頃は，歯の表面が脱灰のため白っぽく斑点のようにくもってきます。その状態のところにフッ化物が作用して再石灰化が起こり，その状態を改善することができるのです。

❸ばい菌に対する抵抗作用（抗菌作用）を持つ

むし歯や歯周病の原因であるプラーク（歯垢）の中のむし歯菌が酸を作り出すのを防ぎます。それにより，歯の脱灰を阻止します。

これらの3つの作用が，歯をむし歯から守ることになるのです。

「フッ化物はからだに有害か，そうでないか」の議論がありますが，もちろん安全な使用には，正しい使い方と適切な使用量を守る必要があります。一般的には，フッ化物の歯面塗布を受けていても，量的にはフッ化物入りの市販の歯みがき剤や歯みがきジェルを併用することには問題がないとされています。

●フッ化物配合製剤の使い方

歯みがき剤や歯みがきジェルの場合は，歯ブラシにつけすぎないようにして歯をみがく際に使用します。使用方法としては，ふつうの歯みがき剤と大きく異なる点はありません。ただし，小さいお子さんの場合は，他の歯みがき剤と同様，間違って飲み込まないように注意します。

もちろん，これらを使用しているからといって，歯みがき時間を短くしたり，いい加減にみがいたりしてはいけません。歯をむし歯から守る最良の手段は，歯ブラシやフロス（糸），歯間ブラシなどを使って，プラークを歯の表面からそぎ落とす，いわゆる"物理的プラークコントロール"なのです。

キシリトール

甘いけれどお砂糖とはちがうんだよ！

よーく噛んでね！

：善玉菌

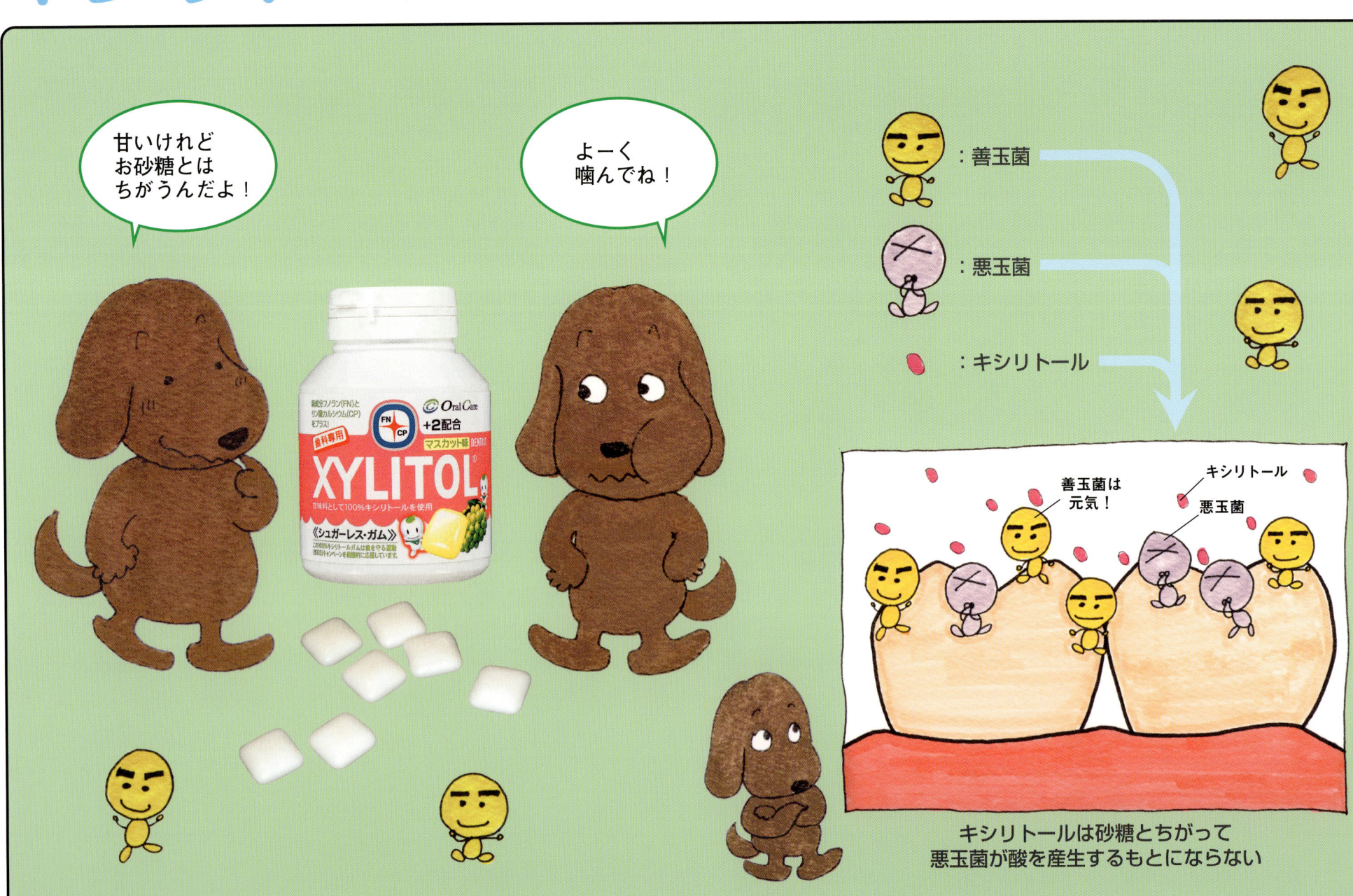

：悪玉菌

：キシリトール

善玉菌は元気！　キシリトール　悪玉菌

キシリトールは砂糖とちがって悪玉菌が酸を産生するもとにならない

キシリトール

すでにテレビのコマーシャルなどでおなじみの「キシリトール」。あなたはもう食べたことがありますか？

●キシリトールとは？

キシリトールは天然素材の甘味料で，白樺や樫が原料です。そしてショ糖（砂糖）に代わる甘味料で，酸を作らない単糖アルコールのひとつです。むし歯（う蝕）予防に効果があることで注目されています。国際食糧農業機関（FAO），世界保健機関（WHO）合同の規格委員会で，1日の許容摂取量を限定しない安全性の高い食品としても評価されています。

むし歯予防へのキシリトールの効果を発見したフィンランドでは，小児期のむし歯が劇的に減少しています。要因のひとつに，このキシリトールの普及があるとされています。

このキシリトールは，チューインガムに配合され，現在では世界中に普及しています。

●キシリトールの効果

キシリトールの特徴として，❶唾液（つば）の分泌を促進する。❷歯を溶かす酸を生産しない（非発酵性）。❸むし歯菌（ストレプトコッカスミュータンス）（悪玉菌）に悪用されず，さらにむし歯菌の働きを抑制するというものがあります。そして，むし歯と関係のない善玉菌には影響しません。

これらの作用により，むし歯の原因のプラーク（歯垢）ができにくく，むし歯菌で作られた酸により健康なエナメル質が脱灰されむし歯ができるのを防ぎます。また，もしむし歯ができてしまっても，はじまってすぐのむし歯で，歯の表面が少し脱灰されているような場合は，そこに再石灰化を起こし状態を改善できるとされています。これは唾液のカルシウム成分が沈着しやすい環境になるためと考えられます。

さらに唾液の分泌の促進は，口の中の汚れを洗い流すとともに，酸の効果を弱らせる力（緩衝能）を高める作用もあります。

●使用上の注意

フッ化物の場合でもそうでしたが，もちろん，「キシリトール入りなら甘い食べ物をいくら食べても大丈夫」とか，「キシリトールガムを噛んだから歯みがきは終わり！」などと考えないようにしましょう。やはり歯をむし歯から守る最良の手段は，歯ブラシやフロス（糸），歯間ブラシなどを使ったプラークコントロールなのです。

キシリトールはあくまでもむし歯予防の手段のひとつです。歯みがきのよきサポーターと考えるべきなのです。

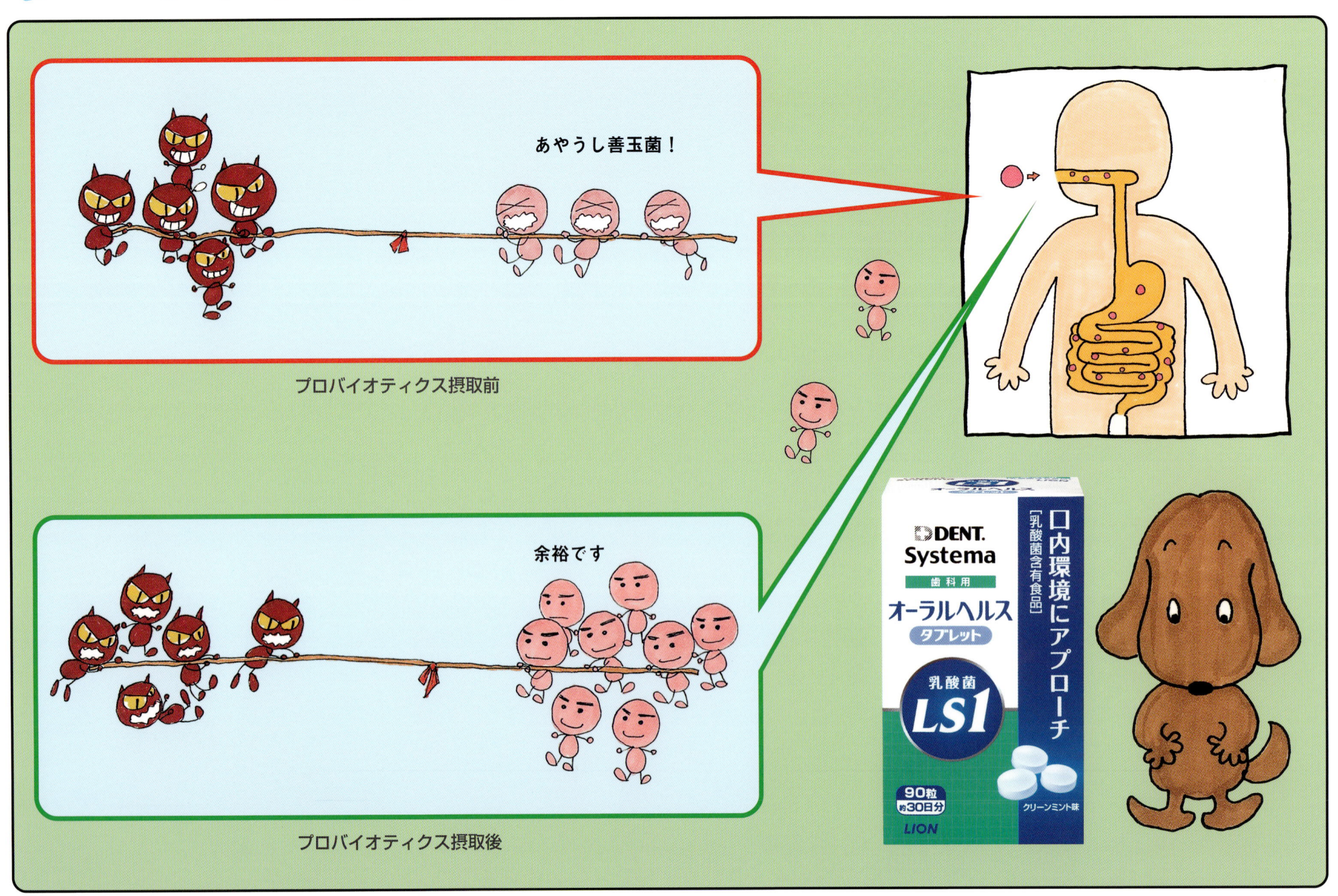

プロバイオティクス

あやうし善玉菌！

プロバイオティクス摂取前

余裕です

プロバイオティクス摂取後

プロバイオティクス

最近，プロバイオティクスという言葉を聞く機会が多くなってきました。これはどういう意味なのでしょうか？

●プロバイオティクスとは？

みなさんは，ヨーグルトなどの乳酸製品や乳酸飲料の中に含まれている乳酸菌が，整腸作用をつかさどり，おなかの健康維持や免疫機能の上昇，さらには自然治癒能力の向上などに役立っていることを，テレビのコマーシャルなどでお聞きになったことがあると思います。これがプロバイオティクスの効用です。

具体的には，消化管内や口腔内の微生物の状態（棲み分けの状態）を改善させて，臓器やからだに良い作用をもたらすような微生物や，良いことをする微生物（善玉菌）が増えるような作用をもたらす物質のことをプロバイオティクスと呼びます。

いわば，病気をもたらす悪玉菌が悪いことをしているところに颯爽と現れ，善玉菌を増やして悪玉菌を打ち負かして隅に追いやり，治安を確保する保安官のような存在です。

抗生物質などの悪玉菌をやっつける物質を，アンチバイオティクスといいますが，これは悪玉菌だけでなく，善玉菌も殺してしまうことがあります。敵も味方もみんな殺してしまうのではなく，善玉菌を援助して働きやすい環境を作ってあげること，これがプロバイオティクスの作用です。

●お口の中でのプロバイオティクス

これまで何度もお話してきたように，歯を失う二大疾患は，むし歯（う蝕）と歯周病です。このふたつの病気は，口の中の悪い微生物（悪玉菌）が引き起こすものです。また，口の中がくさい原因のひとつも，悪玉菌がにおいのもととなる物質を作り出すためです。

現在，口の中でのプロバイオティクスとして，LS1という乳酸菌が知られるようになってきました。LS1は，ラクトバチルスサリバリウスという乳酸菌で，ふだんでも少数ですが唾液の中にいるものです。

ただし38～39ページのキシリトールのところでも述べたように，キシリトールもLS1も口内環境にアプローチする方法のひとつです。これを食べれば歯みがきが不要ということではありません。歯みがきのよきサポーターと考えるべきなのです。

予防に効く
プロのワザ編

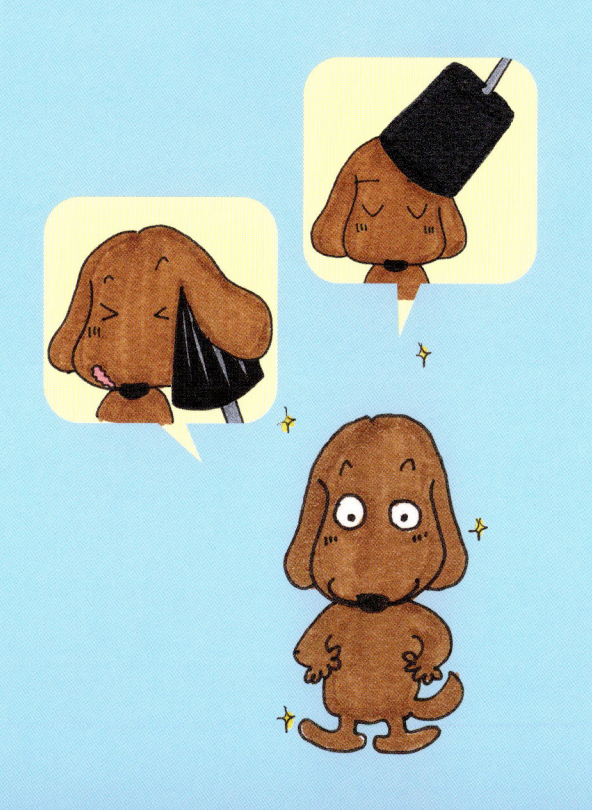

PMTC

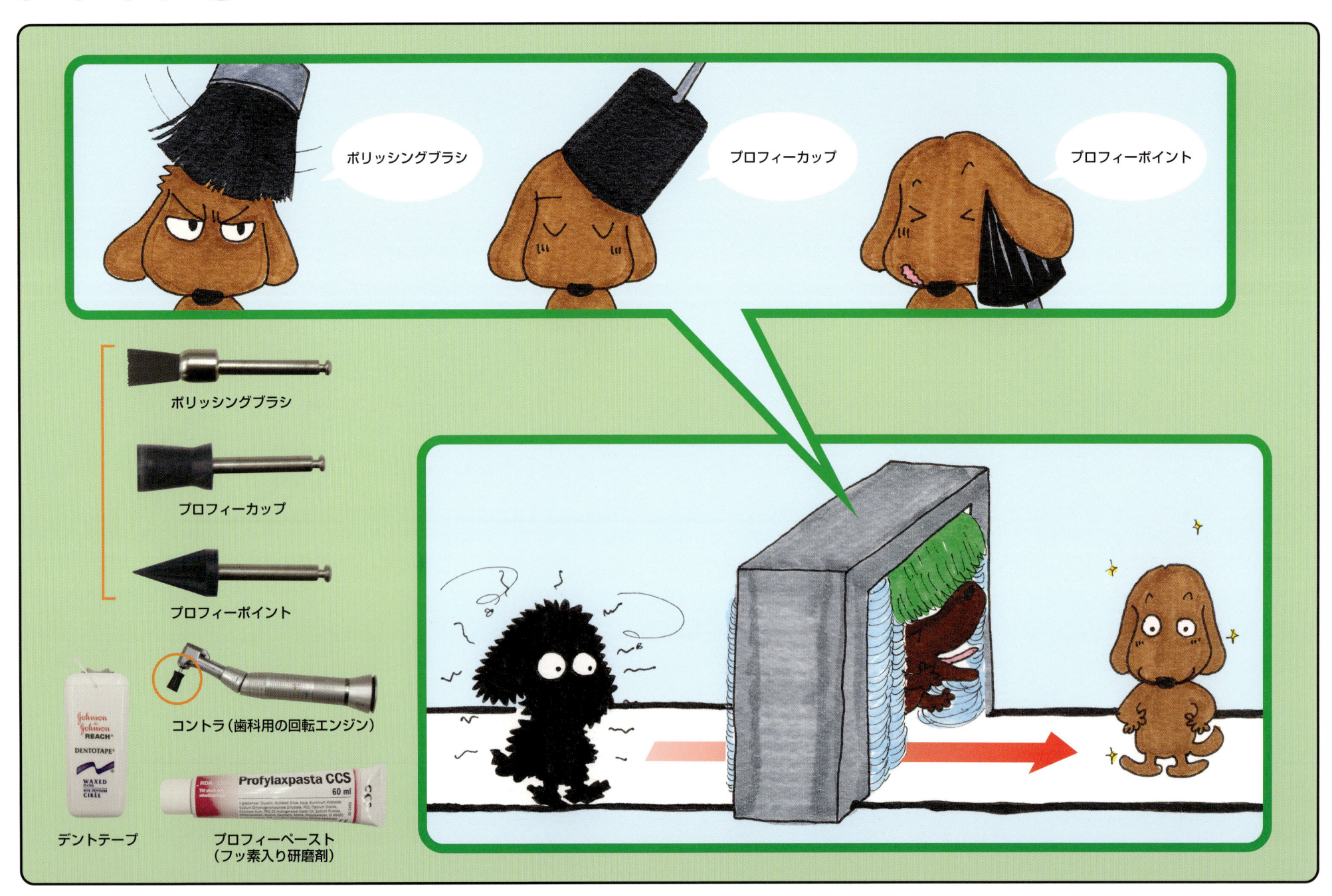

PMTC

これまでは，みなさんがご自身でできるお口のケアを取り上げてきましたが，今度は，"プロの手"による予防，PMTC（ピーエムティーシー）の話です。

●PMTCの考え方

PMTCについて説明する前に，まずPTC（Professional tooth cleaning）についてお話する必要があります。PTCとは，歯科医師，歯科衛生士などの歯科診療に関する特別な訓練を受けた専門家によって，患者さんの歯に付着したプラークを，物理的または化学的に除去する方法のことです。そして今回のテーマのPMTC（Professional mechanical tooth cleaning）は，そのうちの物理的（機械的）方法を，PCTC（Professional chemical tooth cleaning）は，化学的方法のことをいいます。

具体的には，PMTCは歯科医師，歯科衛生士が歯ブラシや専用の器具を使ってプラークを除去することを，PCTCは薬剤などを使って除去する方法を指します。しかしPCTCは，日本では使用する薬の制限などがあって広くは行われていないようです。

●PMTCの実際

プラーク除去の物理的方法のひとつとして，患者さんのお口の中の清掃状態を把握した後に，歯科医院のスタッフが，歯ブラシや補助清掃器具である歯間ブラシ，インタースペースブラシ，タンデックスソロ，エンドタフト，デントテープ（デンタルフロス）など使って，患者さんのお口の中のプラーク（歯垢）をていねいに除去する方法があります。

また，歯科用の回転エンジンに，ポリッシングブラシ，プロフィーカップ，プロフィーポイントなどの歯面清掃用のポイントをつけて，フッ素などが入った研磨剤を使用しながら，一部位ずつ歯面をきれいにする方法もあります。

このPMTCの目的は，患者さんが日常ご自身ではみがけないような部位の清掃を補助することにより，自宅でのお口の中の自己管理（ホームケア）の効果を高めることですが，もちろんこれは「ふだんの歯みがきを怠っていても定期的に歯科医院でみがいてくれるから良い」ということではありません。

患者さん自身の努力によるプラークコントロールに，定期的なPMTCを加えることで，さらに完璧な口腔清掃を実現することができるのです。

歯科医院で行うPMTCは，患者さんが日常ご自身ではみがきづらい歯間隣接面を，重点的に清掃・研磨していくことで，プラークコントロールの動機づけの強化，歯周病の原因除去治療の期間短縮，さらにむし歯や歯周病の予防や再発防止をはかることが究極の目的です。ぜひトライしてみてください。

シーラント

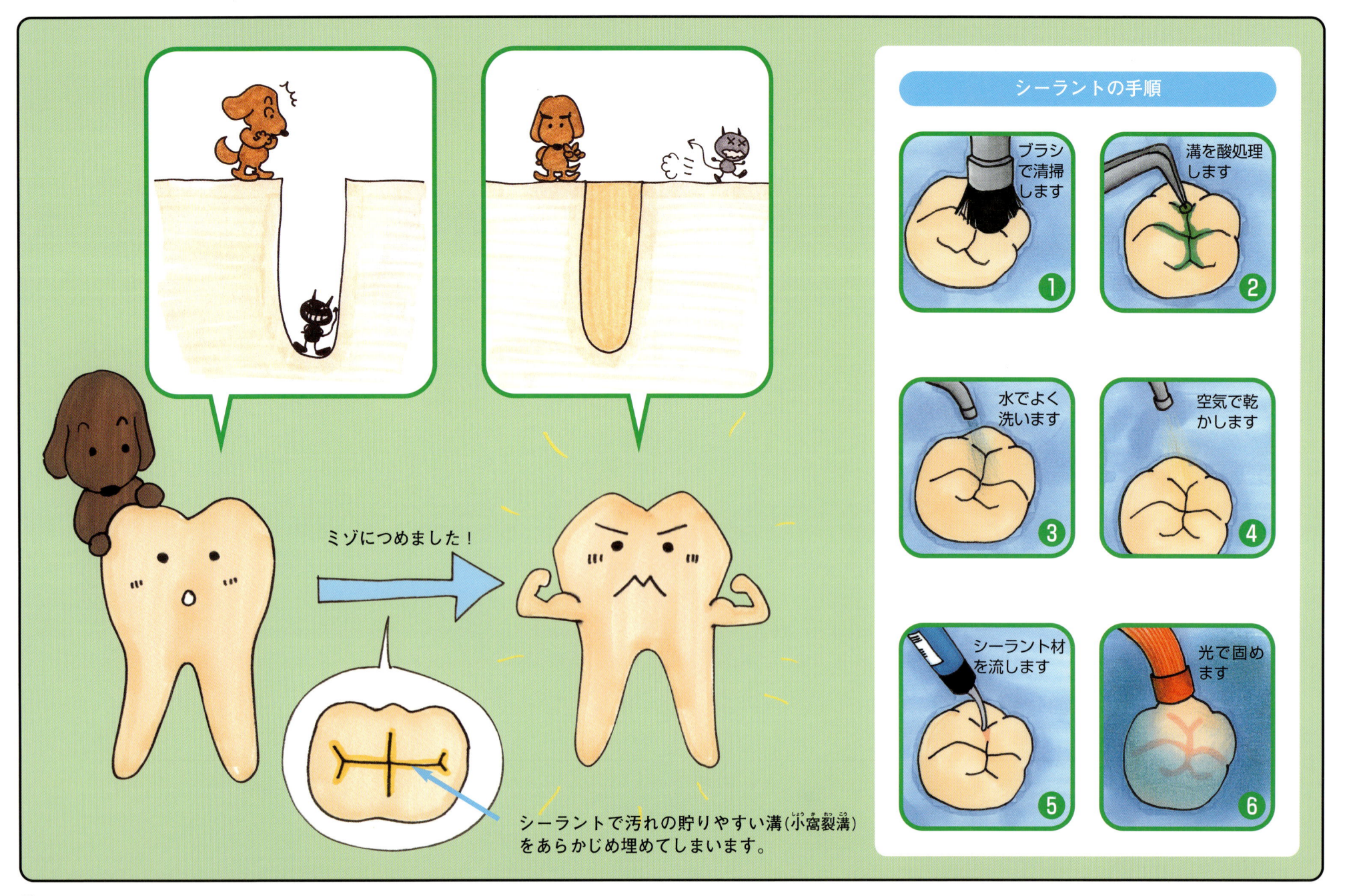

ミゾにつめました！

シーラントで汚れの貯りやすい溝（小窩裂溝(しょうかれっこう)）をあらかじめ埋めてしまいます。

シーラントの手順

1. ブラシで清掃します
2. 溝を酸処理します
3. 水でよく洗います
4. 空気で乾かします
5. シーラント材を流します
6. 光で固めます

シーラント

シーラントって聞いたことはありますか？ 生えたてでやわらかい子どもの奥歯を，むし歯から守る奥の手です。

●汚れやすい歯のミゾを埋めてむし歯予防

むし歯（う蝕）予防の考え方のひとつに，「むし歯のできやすい場所をあらかじめなくしてしまおう」という考え方があり，そのひとつが「シーラント填塞法」です。

乳歯の奥歯や，生えて間もない永久歯（幼若永久歯）の奥歯などの噛む側にあるミゾ（小窩裂溝）は，深く複雑な形態をしていて，むし歯（う蝕）の原因となるプラーク（歯垢）が入り込んだり溜まりやすく，しかもまだ歯が軟らかいためむし歯の発生の危険性の高い部分です。しかしシーラント填塞を行い，このミゾをなくしたり浅くすることにより，その部分のむし歯を予防したり，初期のむし歯の進行をくい止めたりする効果があることが知られています。

●歯科の安全な材料を使って

「シーラント填塞（小窩裂溝填塞）法」は，レジンというプラスチックに似た特殊な材料を，小窩裂溝につめていく方法です。この材料は，つめる時はドロドロして軟らかいものですが，照射器という器械で光を当てることで化学反応を起こし，プラスチックのように硬くなります。

●歯みがきはいつもどおりていねいに！

この方法は，進行したむし歯に対して行うものではなく，あくまでも健康に近い歯に対して，むし歯発生に対する予防処置として行うものです。また歯ブラシを怠けても大丈夫なようにする処置でもありません。歯みがきの必要性に変わりはありません。

また，シーラントは時間がたつと取れることもありますので，定期健診のときに確認してもらいましょう。

予防矯正

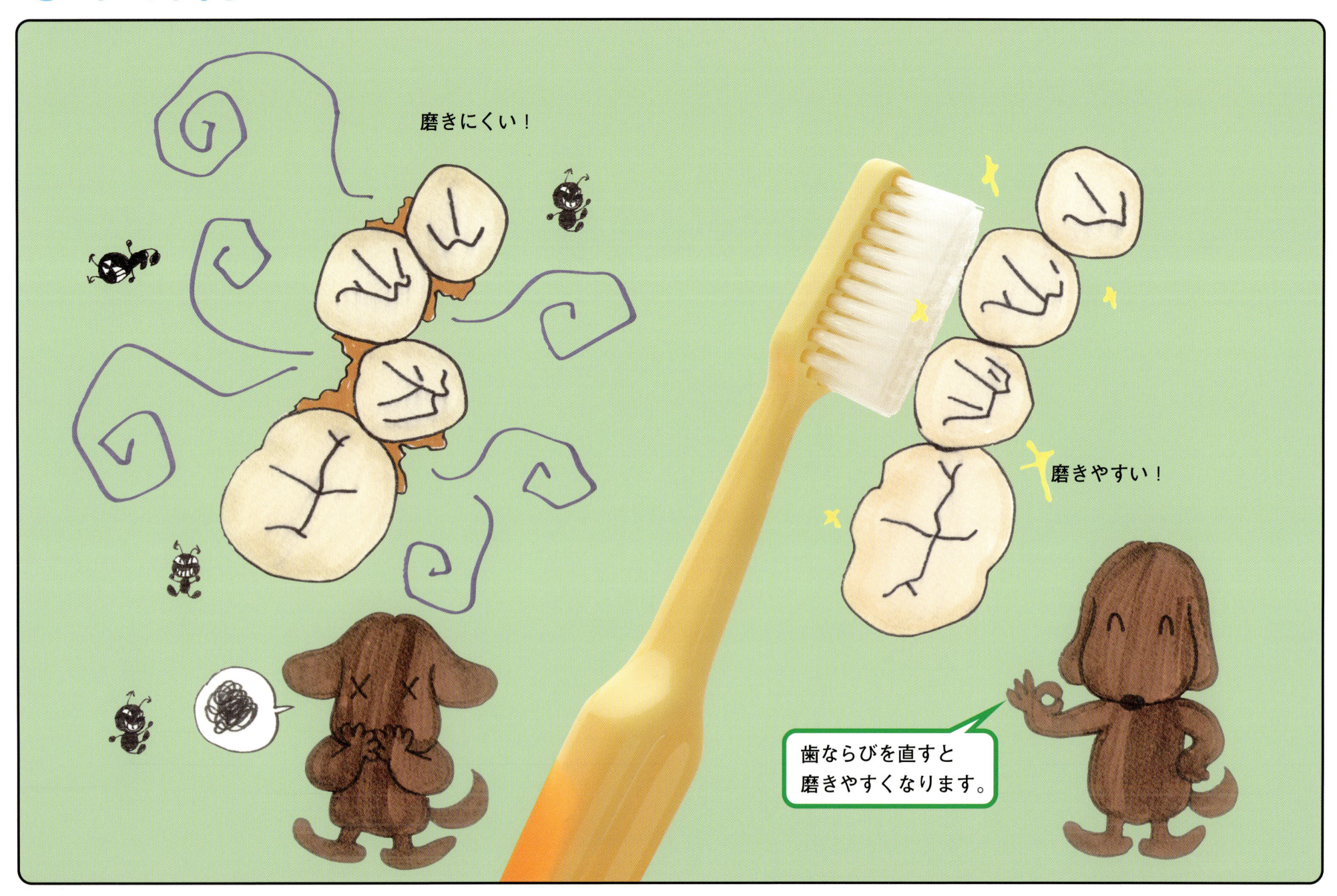

磨きにくい！

磨きやすい！

歯ならびを直すと磨きやすくなります。

予防矯正

　矯正治療がむし歯や歯周病の予防にとても効果があるということを知っていますか？

●きれいな歯並びはお手入れラクラク
　歯は，きれいな弧を描くように並んでいることが理想です。歯並びが，ほっぺたや舌の運動と調和すると，唾液の自浄作用とあいまって，歯の表面の汚れを最小限にすることができます。歯並びがよいと，歯みがきも効率よく，また的確に行えます。

●歯並びが悪いとプラークが残りやすい！
　しかし，歯がきれいに隣り合うことができず，デコボコに並んでいると，自浄作用も妨げられ，その部分にプラークなどの汚れがたまりやすくなります。さらに，デコボコしているとその部分は歯ブラシがうまく当たらない「死角」になりますので，プラークをうまく取り除けず，むし歯（う蝕）や歯周病ができやすくなります。

●噛み合わせの乱れも起こしやすい
　さらには，上下の歯の噛み合わせも乱れるので，食物を噛んだりすりつぶしたりする咀嚼能力が低下するとともに，あごの関節などにも悪影響が及ぶこともあります。これらのことは，当然全身の健康にも悪影響を及ぼすことでしょう。

●予防的歯科矯正をおすすめします
　こうした弊害を防ぐためには，矯正によって悪い歯並びをきちんと治療することです。矯正をして，病気を引き起こすリスクを減らすことで，お口の病気を予防できるうえ，さらには全身の健康も維持しやすくなるのです。
　矯正は，見た目も美しくしますが，お口の機能を改善や，健康維持にも役立ちます。最近では，矯正をするお子さんが増えており，また，成人の矯正にも注目が集まっています。

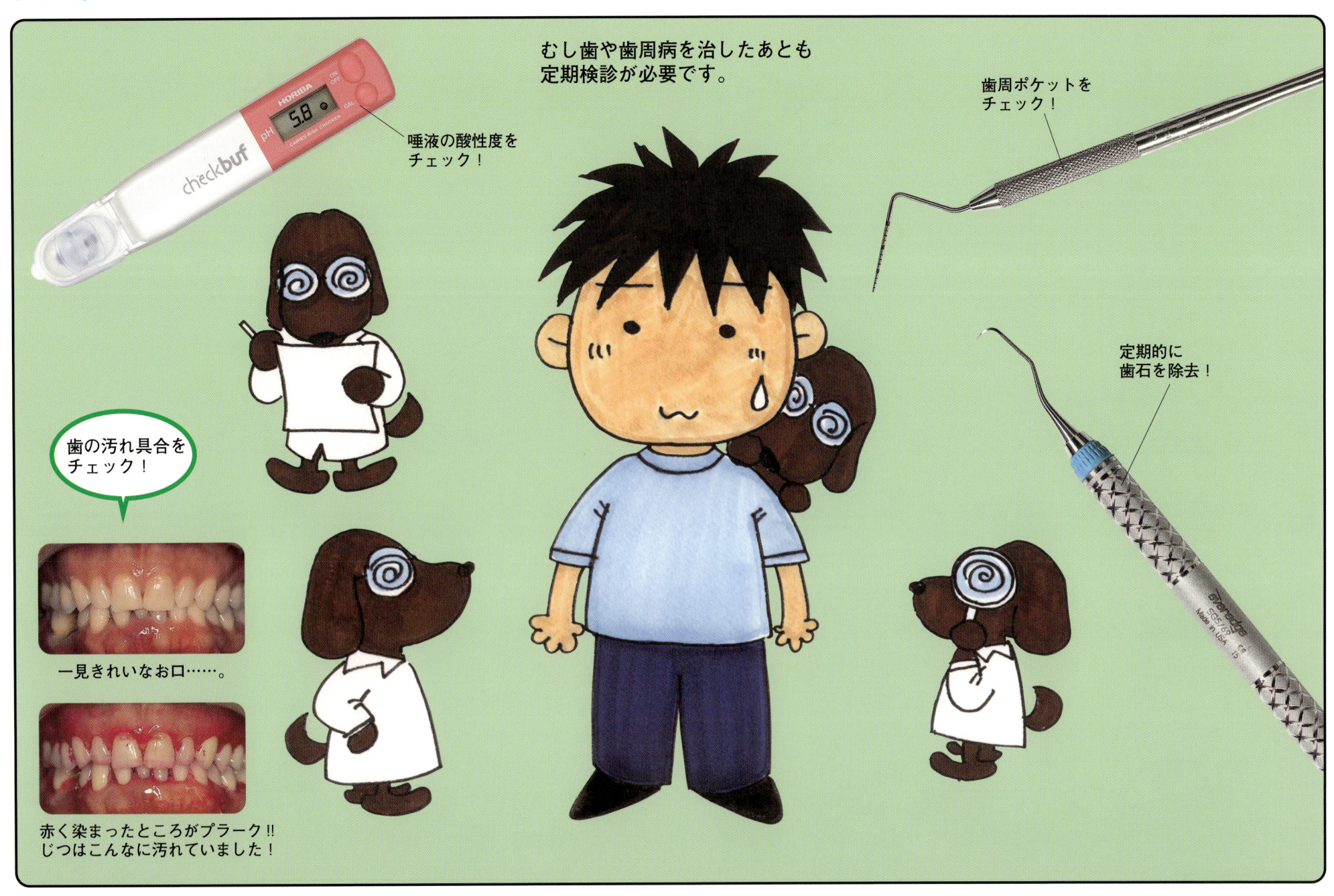

定期的なメインテナンス・サポーティブ治療

むし歯や歯周病を治したあとも定期検診が必要です。

唾液の酸性度をチェック！

歯周ポケットをチェック！

定期的に歯石を除去！

歯の汚れ具合をチェック！

一見きれいなお口……。

赤く染まったところがプラーク!!
じつはこんなに汚れていました！

定期的なメインテナンス・サポーティブ治療

　治療が終わったとき，「これからは定期的にメインテナンスにきてくださいね」といわれたことはありませんか？　お口の健康を守るために，歯科の定期検診とプロフェッショナルケアはとても役に立ちます。

●治療が終わってからも，歯医者さんが守ります

　むし歯（う蝕）や歯周病の治療が終わったからと，歯医者さんに「さよなら」を告げるのは昔のこと。自動車の機能をきちんと維持しながら安全・快適に使い続けるため定期的な車検があるように，私たちのお口の健康を守り，機能を一生維持し続けるためには，定期的な検査とケアが必要なのです。

●悪くなる前に予知して予防

　これまで治療をしてくれた歯科医師は，あなたのお口の中の病気の歴史を知りつくし，治療の情報をきちんとつかんでいて，あなたのお口の弱点と予防ポイントを知りつくしています。口の中が再び病気が再び起きそうな環境になっているかどうかをいち早く見抜き，あなたにとってもっとも効果的な対処法を適切にアドバイスをすることができます。また，もしもすでに病気がはじまっていたら，早期発見し，ひどくならないうちに予防によって進行を止めたり，治療が必要になってしまっている場合は，適切に治療をすることもできるのです。

　以前の先生に診てもらうことができない場合は，新しい先生の検査や診察を受けてください。きちんと今の口の中の状態を調べれば，いまのあなたの状態を正確に把握してもらうことができます。その先生は，その時からあなたにとって特別な先生になることでしょう。

●歯科のホームドクターがあなたの歯を守る

　最近いわれるようになった「歯科のホームドクター」とは，まさにそのような先生のことをいうのです。地域にお住まいの幼児から高齢者までの患者さんを対象に，お口の健康の大切さと，それを維持することの大切さを伝え，患者さんからの相談にきちんと対応できる，一生つきあうことになる先生のことです。家族ぐるみのおつきあいも可能でしょう。

　歯科のホームドクターのもとで定期検診とケアを受けることで，お口の病気の予防，早期発見，早期治療が可能となります。

　最近ではメインテナンスの考え方を1歩進めてサポーティブ治療（SPT）という考え方も出てきました。

●進化している検査法

　歯科の検査技術はいちじるしく進歩し，昔ながらの触診（触って調べる）やエックス線撮影（レントゲン写真）などに加え，歯周ポケット検査，唾液中の細菌や炎症の成分を調べるむし歯リスク・歯周病リスク検査，さらには歯周病になりやすい遺伝子の検査も可能となってきています。

　また，定期的に歯石を取り，プロによる徹底的なプラークコントロールを受けると同時に，ブラッシングの指導も受けることができます。病気の原因である細菌をお口の中からしっかりと追い出せば，病気になるリスクはたいへん低くなります。

　治療が終わった後も，「歯科のホームドクター」とさよならをしないで，定期検診を受けましょう。歯科の病気は，予防でコントロールできることがわかっています。お口の健康を守り，機能を一生維持し続けるために，定期検診をぜひ受けてください。

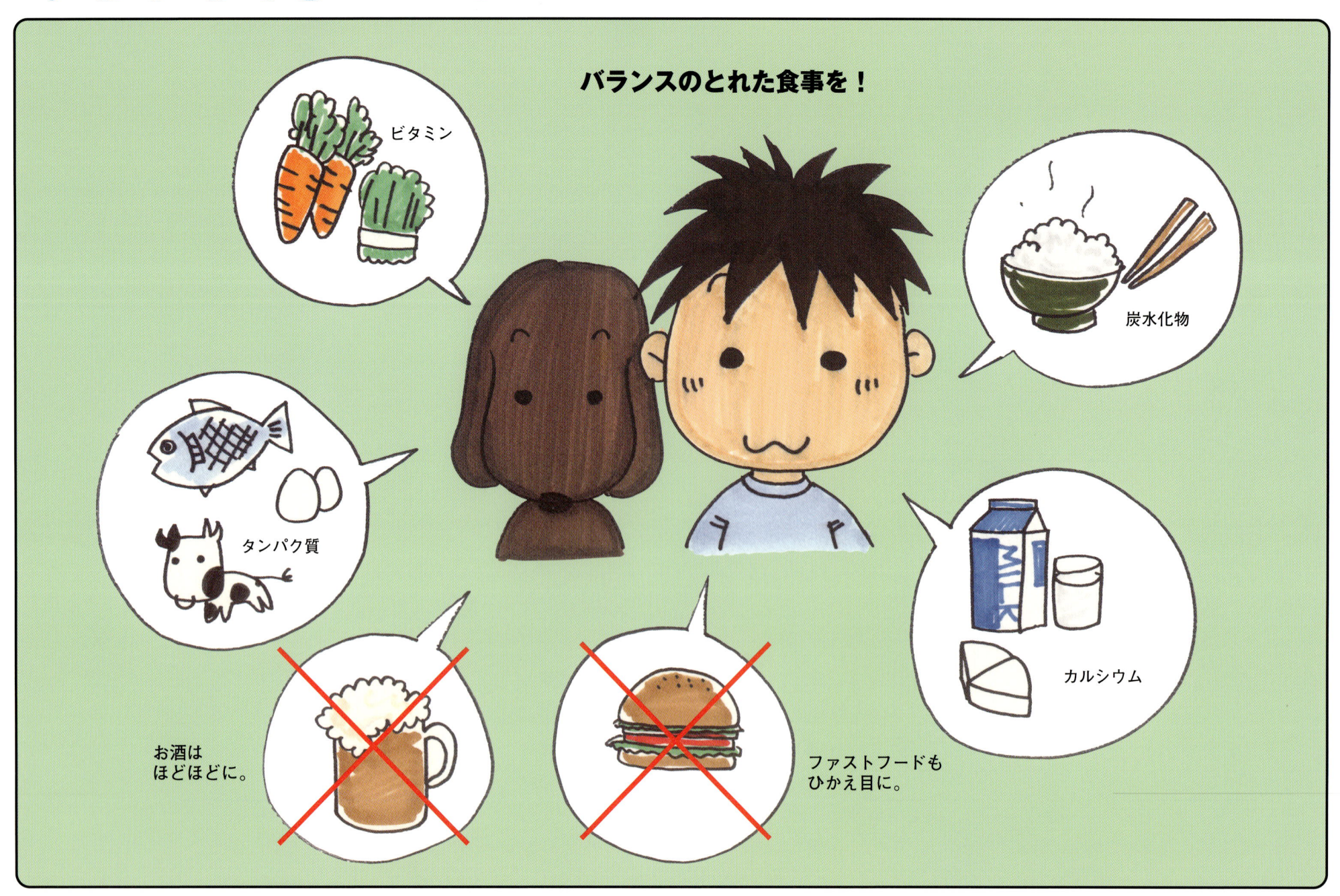

栄養・食事指導と管理

栄養・食事指導と管理

　食育という言葉を近ごろよく目にしますね。おいしく食べられるお口を守っている歯科医師や歯科衛生士は、じつは食育のプロなんです。知っていましたか？

●歯科医院から発信する栄養・食事指導

　食育（しょくいく）の重要性がクローズアップされている現在。食べ物の正しい選択は、からだの健康だけでなく、健康なこころを作ることにもつながります。すでに昭和の初期に、「歯科医師は食物の良否を鑑別する義務と責任を有す（中原市五郎：日本歯科大学の創始者）」と述べられているように、歯科医師は、栄養と食事指導を患者さんに対して行う義務があります。

　からだの健康には、肉や魚などの動物性タンパク質と大豆や穀類などの植物性タンパク質や炭水化物、ビタミンがたっぷり含まれた緑黄色野菜や果物、そしてカルシウムなどのミネラルを含んだ牛乳、チーズ、貝類、海草類をバランスよく取ることが大切です。

●よく噛んで一生おいしく食べる

　そして、こうした食物が体内に採りこまれる入り口は「口」ですので、当然のことながら、お口の健常が保たれていなければ正しい食生活を維持できません。とくに、食物を正しく噛んですりつぶし飲み込む。この一連の咀嚼と嚥下の能力をきちんと維持をしておくことが健康な一生を過ごす秘訣です。むし歯（う蝕）や歯周病で歯を失うと、当然それらの能力が低下してしまいます。

　また、ハンバーガーなどの軟らかい食事ばかりでは、噛む能力を充分に発揮できません。歯ごたえのある食べ物の摂取も必要で、よく噛むことによって、脳の発達促進や口の中の組織や胃腸の働きの活性化、肥満の防止、唾液の分泌促進によるがんなどの病気の予防効果があると考えられています。

●甘いものの採りすぎと飲酒・喫煙に注意！

　ショ糖（砂糖）が多く含まれる食物は、むし歯（う蝕）や歯周病の原因のプラークを作りやすくし、また採りすぎは生活習慣病である糖尿病にかかる危険を高めます。飲酒もほどほどにしないと、肝臓などにも悪影響を与えるほか、歯をみがかないで寝てしまうケースが増えてしまうかもしれません。

　食事とは少し異なりますが、喫煙は全身の健康だけでなく、口の中の健康にとっても大敵です。とくに口の中の歯肉や舌のがんや、重度の歯周病にかかる危険をかなり高くします。禁煙は健康維持の上で最優先とすべき事項です。

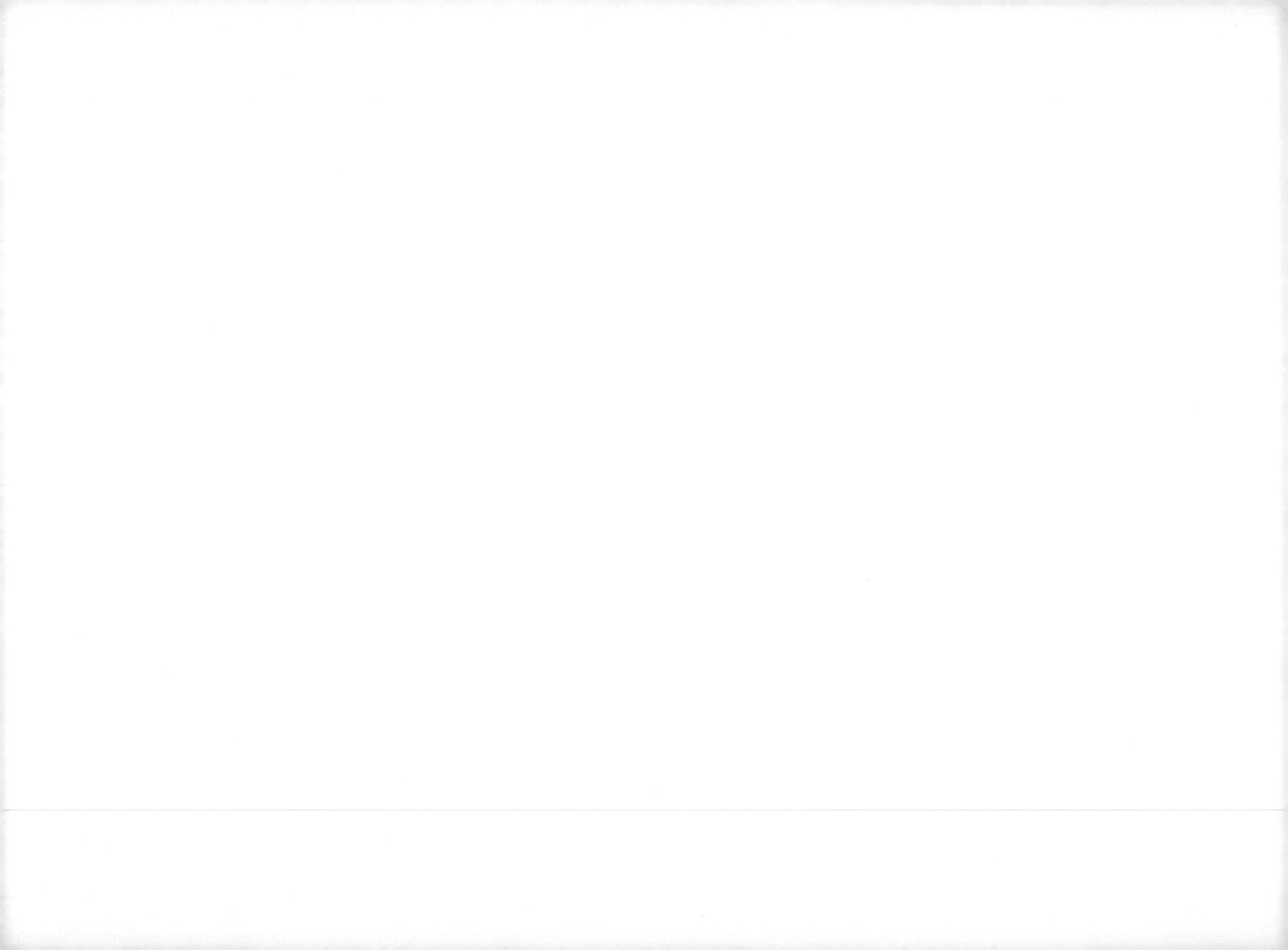

予防のための生活習慣編

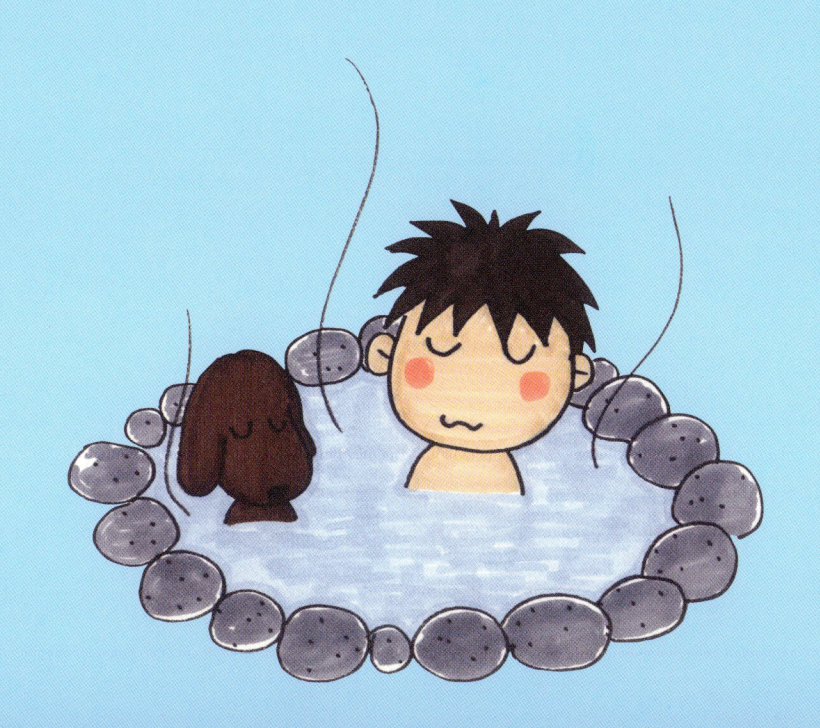

禁煙の大切さ

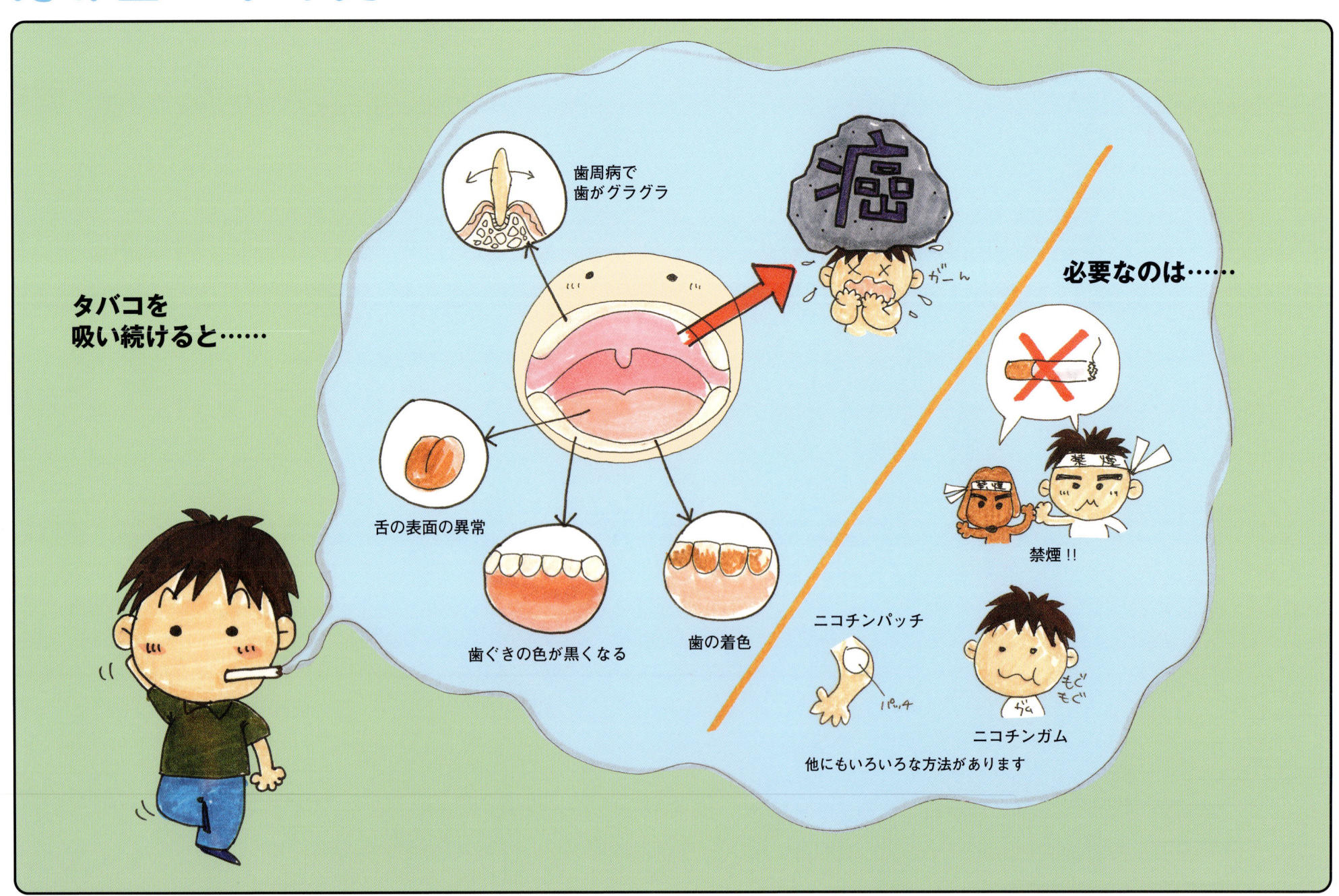

タバコを吸い続けると……

歯周病で歯がグラグラ

舌の表面の異常

歯ぐきの色が黒くなる

歯の着色

癌
ガーン

必要なのは……

禁煙！！

ニコチンパッチ

ニコチンガム

他にもいろいろな方法があります

禁煙の大切さ

●喫煙の害はお口にも
　喫煙とかかわりの深い口の中の病気の代表例は，歯ぐき・舌・頬粘膜のがん，そして歯周病です。
　タバコの煙は，歯や口の中の粘膜，そして歯ぐきに触れながら，気管や肺へと吸い込まれて行きます。そのため口の中の組織は，できたてのタバコの煙がはじめて触れる部分となり，さまざまな影響が口の中に生じます。

●歯と歯ぐきが黒ずむ
　喫煙は歯に色素沈着を促します。ひと昔前にはやった"歯の裏真っ黒"という言い回しは，まさにそれを反映した言葉で，いわゆる"ヤニ"と呼ばれる煙の成分，タールなどが歯面に沈着するためです。これは歯ブラシなどではきれいにすることができず，歯の表面をざらざらにし，プラークをたまりやすくします。
　またスモーカーズメラノーシスという，歯ぐきの色の黒ずみが出てきます。

●歯周病を悪化させる
　さらには，歯周病にかかる危険性が高まるとともに，すでにかかっている人はその症状が重篤になります。喫煙者と非喫煙者とで歯周病の進行状態を比較すると，歯を支える土台の役割を果たしている骨（歯槽骨）のなくなり具合は，喫煙者の方が大きいのです。骨がなくなるにともない，歯ぐきの位置が下がり，歯の揺れも大きくなります。
　しかし意外なことに，喫煙者の場合，歯ぐきの発赤や腫れなどの炎症があまり強く現れてこないので，悪くなっていることに気づきにくい特徴があります。そしてこれらの症状は，1日に吸うタバコの本数や，これまで何年間喫煙していたかに比例します。つまり，歯が歯周病で抜けて行く本数と，タバコの吸い方とのあいだに明らかな関係があるのです。ですから，若い頃から長い間喫煙されているヘビースモーカーの方は要注意です。
　さらに，喫煙者は歯科の治療を受けても，それに対する歯ぐきや粘膜の傷の治り方が悪く，歯科医師が期待しているように治ってくれません。喫煙者の方は，治療が長引いたり，再治療を受けなければならなくなったりと，歯医者さんに通う回数や期間が増えてしまうことになります。また，治療が手遅れになり歯を失うこともあるかも知れません。このように，喫煙のためにさまざまな悪い出来事の連鎖が口の中に生じます。「たばこを吸うと歯が抜ける」。本当です。

●免疫の力を奪う
　原因は，歯ぐきや粘膜，肺などから吸収され，タバコへの薬物依存性を作り上げるニコチン，それがさらに変化したコチニン，そして一酸化炭素（CO）などの有害物質です。それらが歯周病菌と戦う免疫力の正常な機能を奪ったり，傷口をすみやかに治そうとする細胞の働きに"待った"をかけるのです。
　現在歯周病は，肺がんや気管支炎などと並んで喫煙と関連する生活習慣病のひとつに数えられています。
　私たちが健康な状態でより長生きし，その際にできるだけ多くの歯を維持して質の高い生活を送るためには，断然，「禁煙」が必要なのです。
　禁煙の方法はさまざまですが，従来からの，強い意志の力による「タバコ断ち」の他に，ニコチン代替療法であるニコチンパッチやニコチンガムなどを利用した方法が行いやすくなってきています。

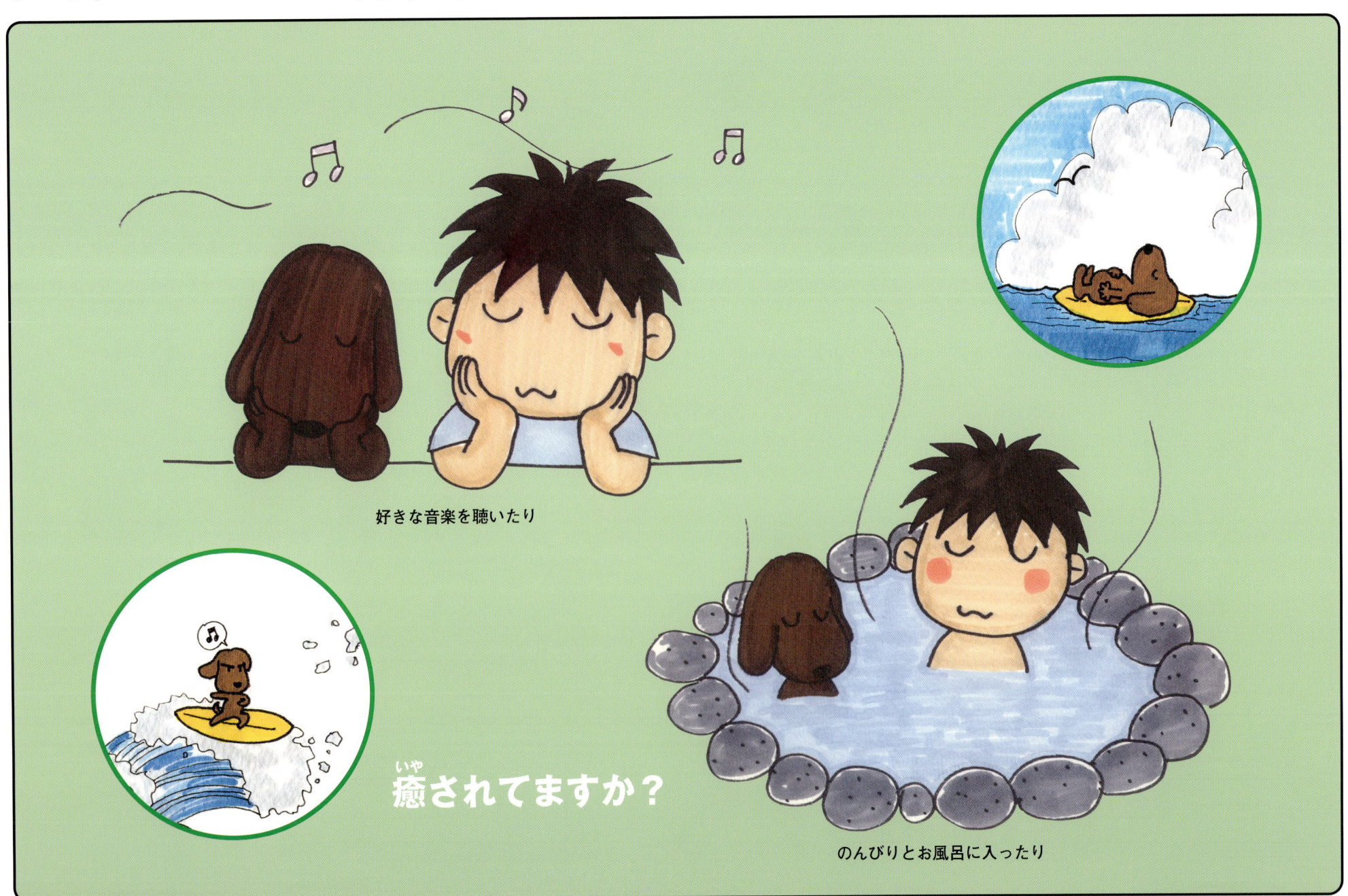

ストレスの解消

好きな音楽を聴いたり

癒(いや)されてますか？

のんびりとお風呂に入ったり

ストレスの解消

　ストレス、溜まっていませんか？　ストレスはからだの免疫システムを混乱させ、からだの健康とともに、お口の健康にも悪影響を与えます。

●ストレスがもたらすさまざまな病い

　いつも仕事に追いかけられ、昼夜を問わず忙しい企業戦士が、胃潰瘍や胃炎で倒れるというのはよく聞く話です。からだの疲労や栄養不足がその原因になっていることはもちろんですが、その他にも、ストレスによる交感神経系や神経内分泌系の変調が引き起こすストレス性疾患、または心身症の発症などが指摘されています。

　胃・十二指腸潰瘍、過敏性腸症候群、高血圧などの疾患の多くは、ストレス状態で交感神経系や神経内分泌系が活発化し続けるために起こるものです。

●免疫システムが混乱しやすくなる

　また、ストレスによって副腎皮質ホルモンの分泌が促されると、からだの各部でさまざまな機能の変化を引き起こすことも知られています。

　具体的には免疫システムが混乱し、そのことにより免疫が抑制されると、風邪などの感染症やがんを発症しやすくなったり、逆に免疫が過剰になると、アレルギーや自己免疫疾患（本来なら自分のからだを守るはずの免疫が、自分の組織や細胞を攻撃してしまう病気）などになることもあります。免疫が有効に作用するためには、緊張と緩和のバランスが重要になってきます。

●歯周病の進行には免疫が関係する

　この免疫システムは、お口の病気ともおおいに関わりがあります。ことに歯周病は歯周病菌によって歯周組織（歯ぐきやあごの骨など）に炎症が起き、ついにはあごの骨が溶けて歯が抜けてしまうという怖い病気ですが、免疫システムがよく働いている状態では、歯周組織に起きる炎症は抑制されます。

　しかし、免疫システムが混乱をきたすと、歯周組織の炎症は十分に抑制されません。その結果、歯周病が進行してしまうのです。

●コントロールしてからだもお口も元気に！

　自分にとって、ストレスが強過ぎる状態なのか、それとも対応可能な範囲であるかは、その大きさや持続時間、「快」と感じるか「不快」と感じるか、自分自身でコントロールできるかどうかなどによって左右されます。また、毎日を幸福だと感じて生きている人は、大きなストレス受けたとしても、ほどよい刺激と感じることができるといいます。

　ストレスの解消は、からだの健康とお口の健康にとってたいへん重要です。日常的に気分転換をしてストレス解消をこころがけましょう。

索 引

あ

あご　49
アルコール　35, 39
アンチバイオティクス　42
硫黄化合物　29
胃潰瘍　59
１次予防　6
医薬部外品　33
飲酒　29, 53
インタースペース・ブラシ　18, 19, 21, 45
うがい薬→洗口液
上あご　12, 13, 22
永久歯　47
栄養指導　6, 7, 52, 53
SPT→サポーティブ治療
エックス線撮影　51
エナメル質　39
塩化セチルピリジニウム　35
エンジン　45
エンドタフト　20, 21, 45
奥歯　47
親知らず　21

か

被せ物　15, 17, 19
噛み合わせ　49
カルシウム（成分）　39, 52
乾燥　29
甘味料　39
管理　52, 53
癌　56, 57
含漱剤→洗口液

気管支　29, 57
キシリトール　38, 39
喫煙　29, 53, 56, 57
機能回復　7
QOL　7
矯正　48, 49
矯正装置　20, 21
許容摂取量　39
禁煙　53, 54, 55
クロルヘキシジン　35
研磨剤　33, 45
交感神経系　59
抗菌作用　37
口腔機能　49, 51
口腔清掃器具　29
口腔清掃指導　6, 7
高血圧　59
口臭　29, 33, 35
抗生物質　41
香味剤　33
国際食料農業機関（FAO）　39
コントラ　44, 45
誤嚥性肺炎　29

さ

細菌　29, 51
再石灰化　39
細動除去器　27
再発予防　6, 7
砂糖→ショ糖
サポーティブ治療　50, 51
酸　37, 39
３次予防　6

シーラント　46, 47
歯間ブラシ　14, 15, 19, 21, 33, 39
歯間隣接面　45
色素沈着　57
歯質　37
歯周病　7, 11, 13, 27, 32, 33, 35, 37, 41, 45, 47, 50, 51, 53, 56, 57, 58, 59
歯周病菌　41
歯周病リスク検査　51
歯周ポケット　27, 50, 51
歯周ポケット検査　50, 51
歯石　7, 19, 50, 51
歯槽骨　57
舌　28, 29, 49, 53, 56, 57
下あご　12, 13, 22
歯肉→歯ぐき
小窩裂溝　46, 47
消毒　35
食育　53
触診　51
食事指導　52, 53
ショ糖　53
神経内分泌系　59
自浄作用　49
スクラビング法　12, 13
ストレス　58, 59
ストレプトコッカスミュータンス→むし歯菌
スモーカーズメラノーシス　57
生活習慣病　53
世界保健機関（WHO）　39
洗口液　34, 35
洗浄　35
舌清掃器具　28, 29
　ブラシタイプ　28, 29

ヘラタイプ　28，29
舌苔　29
舌乳頭　29
全身の健康　49，52，53，56，57，58，59
善玉菌　38，39，41
早期治療　6，7，51
早期発見　6，7，51
咀嚼・嚥下機能　49，53

た

唾液　39，49，51，53
脱灰　37
炭水化物　52
タンデックスソロ　45
タンパク質　52
定期的口腔診査　7
知覚過敏　32
チップ　19
着色　56，57
着色剤　33，50
チューインガム　39
定期健診　47，50，51
デンタルフロス　16，17，19，21，33，37，39
　　　スーパーフロス　17
　　　ホルダータイプ　17
デントテープ　44，45
電動歯ブラシ→歯ブラシ
塗布　37

な

ナイロン　10，11
中原市五郎　53

ニコチンガム　56，57
ニコチンパッチ　56，57
２次予防　6
乳酸菌　42
乳歯　47
粘結剤　33
粘膜　57

は

肺　29
歯ぐき　7，11，13，16，17，21，25，53，56，57
発泡剤　33
歯並び　17
歯ブラシ　10，11，12，13，33，37，39，45，49
　　　手用歯ブラシ　10，11，12，13，23，27
　　　電動歯ブラシ　11，22，23，24，25
　　　音波歯ブラシ　23，24，25，26，27
　　　超音波歯ブラシ　23，24，25，26，27
歯みがき剤　32，33，36，37
歯みがきジェル　37
パームグリップ　10，11
バイオフィルム　27
PMTC　44，45
PCTC　45
PTC　45
ビタミン　52
フィンランド　39
フッ化物　35，36，37，39
フッ素→フッ化物
フロス→デンタルフロス
プラーク(歯垢)　11，13，23，25，27，29，33，35，37，39，45，47，49，50，51，53
プラークコントロール　37，39，45，51

プロバイオティクス　40，41
プロフィーカップ　44，45
プロフィーペースト　44，45
プロフィーポイント　44，45
プロフェッショナルケア　51
ブクブクうがい　35
ブラッシング圧　25
ブリッジ　15，17，20，21
ペースメーカー　27
ペングリップ　10，11
保健教育　7
保湿剤　33
補助清掃器具　15，17，19，21，33，45
ポピドンヨード　35
ポリッシングブラシ　44，45

ま

マッサージ　25
味盲　29
むし歯(う蝕)　11，13，17，21，27，32，33，35，37，39，41，45，46，47，49，50，51，53
むし歯菌　37，39，41
むし歯リスク検査　51
メインテナンス　50，51
免疫システム　59

ら

ラクトバチルスサリバリウス　41
リハビリテーション　6，71
レジン　47
レントゲン写真→エックス線撮影

著者：

沼部　幸博　（ぬまべ　ゆきひろ）

日本歯科大学生命歯学部歯周病学講座教授
1983年　日本歯科大学歯学部卒業
1987年　日本歯科大学大学院歯学研究科修了（歯学博士）
1989年　日本歯科大学歯学部歯周病学教室専任講師
1989年　カリフォルニア大学サンフランシスコ校（UCSF）歯学部客員講師
1991年　日本歯科大学歯学部附属歯科専門学校歯科技工士科講師（併任）
1993年　日本歯科大学歯学部歯周病学教室助教授
2005年　日本歯科大学歯学部歯周病学講座教授
2006年　日本歯科大学生命歯学部歯周病学講座教授（所属名変更）
現　在　日本歯周病学会指導医／日本歯科保存学会指導医／外国人臨床修練指導歯科医認定医／日本歯周病学会理事／日本歯科保存学会理事／米国歯周病学会会員（AAP）会員／国際歯科研究学会（IADR）会員
受　賞　第6回国際歯周病学会（IAP）Sunstar Award, First Prize（1997年）

〈主な著書〉『かかりつけ歯科医対応，主訴・症状別病態写真シート』（クインテッセンス出版，2002）『喫煙とお口の健康』（クインテッセンス出版，2002）『絵で見る歯医者さん』（クインテッセンス出版，2004）『新・命をねらう歯周病』（砂書房，2007）『新・歯周病をなおそう』（砂書房，2008）ほか

イラスト：

三浦　雅美　（みうら　まさみ）

茨城県・杉田歯科医院院長
1999年　日本歯科大学歯学部卒業
2000年　歯科医療研修振興財団臨床研修医修了
2000年　日本歯科大学歯学部歯周病学教室臨床研究生
2001年　日本歯科大学歯学部附属病院総合診療科医員
2006年　茨城県・杉田歯科医院勤務
現　在　日本歯周病学会会員

〈主な著書〉『絵で見る歯医者さん』（クインテッセンス出版，2004），『新・命をねらう歯周病』（砂書房，2007）

これは便利!!
患者さん説明用オーラルチャート
絵で見る予防歯科

2008年12月10日　第1版第1刷発行

著　者　　沼部　幸博
　　　　　（ぬまべ　ゆきひろ）
　　　　　三浦　雅美〈イラスト〉
　　　　　（みうら　まさみ）

発 行 人　佐々木　一高

発 行 所　クインテッセンス出版株式会社
　　　　　東京都文京区本郷3丁目2番6号　〒113-0033
　　　　　クイントハウスビル　電話（03）5842-2270（代表）
　　　　　　　　　　　　　　　　　（03）5842-2272（営業部）
　　　　　　　　　　　　　　　　　（03）5842-2284（編集部）
　　　　　web page address　http://www.quint-j.co.jp/

印刷・製本　サン美術印刷株式会社

Ⓒ2008　クインテッセンス出版株式会社　　　禁無断転載・複写
Printed in Japan　　　　　　落丁本・乱丁本はお取り替えします
　　　　　　　　　　　　　　ISBN978-4-7812-0044-6 C3047

定価はカバーに表示してあります